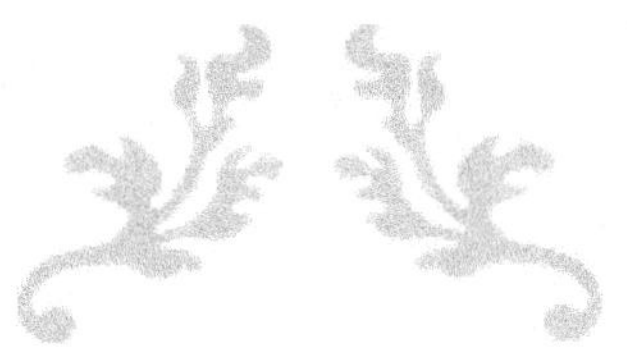

VAS A SANAR

7 Pasos para Sanarte

Practica el Perdón, la Fe, la Compasión, la Resiliencia, el Autocuidado, la Gratitud y el Renacimiento Personal

Pedro Agüero Vallejo

Tabla de contenido

Introducción

Hagamos un viaje transformador, uno que te llevará a través de valles de introspección y montañas de revelación. "VAS A SANAR: 7 Pasos para Sanarte" no es solo un libro; es un faro de esperanza, una guía práctica que te acompañará en el camino hacia la sanación integral. Cada paso, desde la práctica del perdón hasta el renacimiento personal, ha sido cuidadosamente diseñado para llevarte por un proceso de descubrimiento, liberación y crecimiento.

En un mundo donde el estrés, la ansiedad y las heridas emocionales forman parte de nuestra cotidianidad, la necesidad de sanar se ha vuelto más imperante que nunca. Sin embargo, la sanación es un viaje profundamente personal y único para cada uno.

No existe una fórmula mágica ni un camino universal que todos debamos seguir. Lo que sí existe, y lo que este libro te ofrece, es un conjunto de herramientas, una serie de pasos que puedes adaptar a tu propio ritmo y necesidades.

Practicar el perdón te liberará de las cadenas del pasado, permitiéndote vivir en el presente con plenitud. Cultivar la fe te dará la fuerza para creer en lo aún no visto, alimentando tu espíritu y guiándote hacia posibilidades infinitas.

A través de la gratitud, aprenderás a valorar cada momento y cada lección que la vida te ofrece, transformando lo ordinario en extraordinario. La compasión te invitará a mirar hacia dentro y hacia fuera con gentileza, fomentando conexiones auténticas y curativas. Desarrollar la resiliencia te equipará para navegar por las tormentas de la vida, emergiendo no solo intacto sino fortalecido.

El autocuidado te recordará la importancia de nutrir tu cuerpo, mente y alma, estableciendo las bases para una vida saludable y armoniosa. Finalmente, el renacimiento personal marcará el comienzo de un nuevo capítulo, uno en el que te redescubrirás a ti mismo, lleno de luz, amor y posibilidades ilimitadas.

Este libro es una invitación a sanar, a transformarte y a descubrir la mejor versión de ti mismo. No importa por lo que hayas pasado o lo que estés enfrentando ahora; la sanación es posible. Con cada página que gires, con cada paso que des, te acercarás más a esa realidad. "VAS A SANAR" es más que una promesa; es un camino hacia la libertad emocional, espiritual y física.

Así que abre tu corazón y tu mente, y prepárate para emprender este viaje. Recuerda, la sanación comienza con un paso, un acto de fe, y la determinación de decir: "Sí, voy a sanar".

Capítulo 1:
Practica el Perdón

El perdón es una de las prácticas más profundas y transformadoras que el ser humano puede experimentar. A menudo, se nos enseña a ver el perdón como una simple disculpa o un acto de olvido, pero en realidad, es mucho más que eso.

El perdón es un proceso complejo y multifacético que involucra la liberación de resentimientos, la curación de heridas emocionales y, en última instancia, la libertad personal. Este capítulo inicial de nuestro viaje hacia la sanación profundiza en la práctica del perdón, desentrañando sus capas y explorando cómo podemos incorporarlo en nuestras vidas para encontrar paz y bienestar.

El perdón no implica necesariamente reconciliación ni justificación de actos que nos hayan causado daño. Más bien, es un acto interno de liberación emocional que nos permite soltar el peso del rencor y avanzar hacia un futuro más saludable y pacífico.

Comprender esto es fundamental, pues nos libera de la expectativa de que el otro debe cambiar o disculparse para que nosotros podamos sanar. El perdón, entonces, se convierte en un regalo que nos damos a nosotros mismos, no a quien nos ha lastimado.

La ciencia ha demostrado los innumerables beneficios del perdón, desde mejoras en la salud mental y física hasta un mayor sentido de paz y felicidad. Albergar resentimientos y amarguras puede conducir a estrés crónico, afectando nuestro corazón, sistema inmunológico y bienestar general.

El acto de perdonar, por otro lado, nos libera de estos venenos emocionales, permitiéndonos recuperar nuestra energía vital y enfocarla en construir una vida plena y satisfactoria.

Los beneficios del perdón son vastos y profundos, impactando no solo nuestra salud mental, sino también nuestro bienestar físico y emocional. Al liberarnos de los resentimientos y la amargura, iniciamos un proceso de sanación que transforma nuestra experiencia de vida.

Los resentimientos sostenidos se convierten en una carga pesada, una fuente constante de estrés crónico que mina nuestra energía y salud. Este estado de tensión continua puede tener efectos perjudiciales en el cuerpo, incluyendo problemas cardíacos y un sistema inmunológico debilitado, haciéndonos más susceptibles a enfermedades y trastornos.

Además, el estrés crónico afecta negativamente nuestro equilibrio hormonal y puede deteriorar la calidad del sueño, complicando aún más nuestra salud y bienestar general.

El perdón, en contraste, actúa como un antídoto contra este veneno emocional. Al perdonar, cortamos el lazo que nos une al dolor del pasado, permitiéndonos avanzar hacia un futuro más saludable y equilibrado.

Este acto de liberación no solo alivia el estrés crónico, sino que también mejora nuestra salud mental, reduciendo síntomas de depresión, ansiedad y hostilidad. Al disminuir estos estados negativos, el perdón contribuye a un aumento significativo en nuestra sensación de paz y felicidad.

La práctica del perdón

La práctica del perdón también se asocia con mejores resultados de salud física. Estudios han mostrado que las personas que perdonan con facilidad tienden a tener una menor presión arterial, menores niveles de estrés, y una mejor función inmunológica. Esto se debe a que el perdón reduce el impacto negativo del estrés en el cuerpo, promoviendo un estado más relajado y saludable.

Además, el perdón puede mejorar la calidad del sueño, ya que los pensamientos negativos y las preocupaciones que a menudo acompañan al rencor y la amargura se disipan, permitiendo un descanso más tranquilo y reparador.

Otro beneficio importante del perdón es su impacto en nuestras relaciones sociales y personales. Al perdonar, mejoramos nuestra capacidad de comunicación y aumentamos nuestra comprensión y empatía hacia los demás.

Esto puede conducir a relaciones más profundas y satisfactorias, aumentando nuestro sentido de conexión y pertenencia. Además, al modelar el perdón en nuestras interacciones, fomentamos un ambiente más compasivo y comprensivo, que beneficia no solo a nuestros seres queridos, sino también a la comunidad en general.

Así que, el perdón es una herramienta poderosa para la transformación personal. Nos libera de las cadenas del pasado, permitiéndonos vivir con más plenitud y satisfacción. Al adoptar el perdón, no solo mejoramos nuestra salud mental y física, sino que también enriquecemos nuestras relaciones y contribuimos a un entorno más positivo y sanador para todos.

En última instancia, el perdón es una expresión de amor propio y respeto hacia uno mismo, un paso esencial en el camino hacia una vida plena y satisfactoria.

Iniciar el proceso de perdón puede ser desafiante, especialmente cuando las heridas son profundas y el dolor persistente. Sin embargo, existen pasos prácticos que podemos seguir para facilitar este camino. El primero es reconocer y aceptar nuestros sentimientos, entendiendo que el dolor y la ira son respuestas naturales ante el daño recibido. Permitirnos sentir estas emociones sin juicio es el primer paso hacia la sanación.

El siguiente paso es comprender la perspectiva del otro, no para justificar sus acciones, sino para encontrar comprensión en la complejidad de las relaciones humanas. Esto no significa olvidar o minimizar el daño, sino reconocer que todos somos seres imperfectos, capaces de errar. Tal comprensión puede allanar el camino hacia la empatía y, eventualmente, hacia el perdón.

Comprender la perspectiva del otro es un aspecto fundamental en el proceso de sanación y perdón. Esta práctica no busca justificar las acciones dañinas ni ignorar el dolor que estas han causado.

Más bien, busca profundizar en la comprensión de la complejidad de las relaciones humanas, reconociendo que cada persona opera desde su propio marco de experiencias, creencias y limitaciones. Este reconocimiento no minimiza el daño causado, sino que nos permite ver más allá del acto dañino, hacia la humanidad compartida que subyace en todos nosotros.

Aceptar que todos somos seres imperfectos es liberador. Al hacerlo, nos damos cuenta de que, al igual que otros pueden herirnos, nosotros también tenemos la capacidad de cometer errores y causar dolor, a veces sin intención. Esta comprensión mutua de la falla humana es lo que permite cultivar la empatía. La empatía, a su vez, nos ayuda a sentir lo que otro podría estar sintiendo, proporcionando una visión más completa de sus acciones y motivaciones. En este contexto, la empatía no equivale a la aprobación de las acciones del otro, sino a un esfuerzo por entender sus orígenes emocionales y psicológicos.

Adentrarse en la perspectiva del otro también puede revelar las complejidades detrás de sus acciones. Las personas a menudo actúan desde lugares de dolor, miedo, o incomprensión, y sus acciones dañinas pueden ser manifestaciones de esos estados internos. Entender esto no justifica el daño, pero sí ofrece un camino hacia la compasión. Reconocer el sufrimiento ajeno, incluso cuando ese otro ha sido la fuente de nuestro propio dolor, puede ser un paso poderoso hacia el perdón.

Esta comprensión de la complejidad humana allana el camino hacia el perdón de varias maneras. Primero, reduce la deshumanización del otro, recordándonos que, al igual que nosotros, están navegando por la complejidad de la vida con los recursos que tienen.

Segundo, al reconocer nuestra propia imperfección, podemos relacionarnos con el error desde un lugar de humildad, lo que facilita la liberación del rencor. Finalmente, entender las motivaciones y limitaciones del otro puede disminuir el impacto emocional de sus acciones sobre nosotros, facilitando un proceso de sanación más integral.

Por lo tanto, comprender la perspectiva del otro en el contexto del perdón no es un acto de debilidad ni de olvido. Es un acto de fortaleza emocional que nos permite enfrentar el dolor con una mayor comprensión y empatía, reconociendo nuestra común humanidad en el proceso.

Este enfoque no solo nos ayuda a sanar las heridas del pasado, sino que también nos prepara para construir relaciones más profundas y significativas en el futuro. En última instancia, cultivar esta comprensión es un paso esencial en el camino hacia la liberación emocional y el perdón genuino.

Además, el perdón requiere una decisión consciente y continua. No es un evento único, sino un proceso que puede requerir que perdonemos una y otra vez, profundizando cada vez más en nuestra capacidad de soltar y avanzar. Esta decisión implica, en muchos casos, un acto de voluntad, donde elegimos el bienestar y la paz por encima del rencor y el dolor.

Aprender a perdonarnos a nosotros mismos

Integrar la práctica del perdón en nuestras vidas también significa aprender a perdonarnos a nosotros mismos. Muchas veces, somos nuestros críticos más duros, castigándonos por errores pasados o por no haber manejado una situación de la mejor manera posible. El autoperdón es esencial para nuestra salud emocional y autoestima, permitiéndonos reconocer nuestros errores sin quedarnos atrapados en ellos.

El autoperdón es una de las piedras angulares en el proceso de sanación personal y emocional. En muchas ocasiones, la dificultad más grande no reside en perdonar a los demás, sino en perdonarnos a nosotros mismos.

Este desafío surge de nuestra tendencia a ser extremadamente críticos y duros con nuestras propias acciones, especialmente cuando miramos hacia atrás y vemos errores o decisiones de las cuales nos arrepentimos. Esta autocrítica severa puede convertirse en una barrera significativa para nuestro bienestar emocional y desarrollo personal.

Aprender a perdonarnos a nosotros mismos es un acto de compasión y amor propio. Significa reconocer que, al igual que cualquier otra persona, somos seres humanos falibles, sujetos a errores y fallos.

Sin embargo, también implica entender que nuestros errores no definen nuestra valía ni nuestra capacidad de crecimiento y cambio. El autoperdón nos invita a aceptar nuestro pasado, comprender nuestros errores en su contexto, y usarlos como escalones para el aprendizaje y la mejora personal.

El proceso de autoperdón es crucial para la salud emocional y la autoestima porque nos libera de la carga del remordimiento y la auto-recriminación. Cuando nos quedamos atrapados en estos sentimientos negativos, limitamos nuestra capacidad de avanzar y crecer.

La culpa y el arrepentimiento pueden ser útiles hasta cierto punto, ya que indican nuestras transgresiones morales o éticas y pueden motivarnos a hacer cambios. Sin embargo, cuando estos sentimientos se vuelven crónicos, pierden su utilidad y se transforman en una fuente de dolor y estancamiento.

Además, el autoperdón tiene un impacto directo en nuestra autoestima. Al perdonarnos, afirmamos nuestro valor intrínseco y nos damos permiso para seguir adelante, liberándonos de las cadenas del pasado. Esto nos permite abrazar nuevas oportunidades con confianza y esperanza, en lugar de temor y duda.

Para integrar la práctica del autoperdón en nuestras vidas, podemos comenzar por cultivar una mayor autoconciencia, reconociendo nuestros errores y entendiendo las circunstancias que los rodearon. A continuación, podemos trabajar en cambiar el diálogo interno negativo por uno más compasivo y constructivo. También es útil recordar que el error es una parte natural del aprendizaje y el crecimiento humano.

Finalmente, es importante tomar acciones reparadoras cuando sea posible. Esto no solo muestra un compromiso con la mejora personal, sino que también actúa como un poderoso acto simbólico de autoperdón. Al tomar medidas concretas para enmendar nuestros errores, reafirmamos nuestra capacidad de cambio y crecimiento, fortaleciendo nuestra autoestima y promoviendo una sanación más profunda.

Por eso, el autoperdón es una práctica esencial que nos permite vivir con mayor libertad y ligereza. Al aprender a perdonarnos a nosotros mismos, abrimos la puerta a una vida más plena, satisfactoria y compasiva.

El perdón, en última instancia, nos libera de las cadenas del pasado y nos abre a un futuro de posibilidades. Nos enseña a vivir con el corazón abierto, a amar con mayor profundidad y a abrazar la vida con una nueva perspectiva.

Al practicar el perdón, no solo sanamos nuestras heridas emocionales, sino que también nos transformamos en versiones más compasivas, empáticas y resilientes de nosotros mismos.

Este capítulo te invita a explorar el perdón no como un deber moral, sino como una poderosa herramienta de sanación personal. A través de él, descubrirás que perdonar es posible, incluso en las circunstancias más difíciles, y que hacerlo puede ser el primer paso hacia una vida de verdadera libertad y plenitud.

El perdón es el umbral hacia una sanación profunda, el comienzo de un viaje hacia la auténtica paz interior y la reconciliación con uno mismo y con los demás.

Comprender el Perdón

Vamos a explorar qué significa realmente perdonar y desmitificar ideas erróneas sobre el perdón.

El perdón es un concepto que, a menudo, se malinterpreta, rodeado de mitos y concepciones erróneas que pueden distorsionar su verdadera esencia y el impacto transformador que tiene en nuestras vidas. Comprender el perdón en su profundidad implica desentrañar estos malentendidos y apreciar el perdón como una herramienta poderosa para la sanación personal y la restauración de relaciones.

Este proceso de exploración no solo aclara qué significa realmente perdonar, sino que también ilumina el camino hacia una práctica más consciente y significativa del perdón.

Primero, es esencial reconocer que el perdón es un acto más para el que perdona que para el perdonado. Contrario a la creencia popular, perdonar no significa justificar o aceptar el comportamiento dañino de otra persona.

Más bien, es un proceso interno a través del cual una persona decide liberarse del peso del rencor y del dolor causado por las acciones de otro. Este acto de liberación permite que la persona que perdona avance hacia un estado de paz y bienestar, independientemente de la respuesta o acción de la parte ofensora.

Otra idea errónea común es que el perdón implica olvidar lo que sucedió. Sin embargo, olvidar no es ni realista ni necesario para el verdadero perdón. En realidad, el perdón consciente reconoce y acepta que el dolor ocurrió, pero elige no permitir que ese dolor controle el presente o defina el futuro.

Es posible recordar el daño sin dejar que genere sufrimiento continuo, usando el recuerdo como una lección para el crecimiento personal y como un recordatorio de la propia resiliencia y capacidad de superación.

También se suele pensar que el perdón requiere una reconciliación con la persona ofensora. Si bien la reconciliación puede ser un resultado hermoso del perdón, no es un componente necesario. El perdón puede ocurrir incluso sin contacto alguno con la otra persona. Es un proceso íntimo que puede completarse totalmente en el ámbito personal de quien perdona, permitiéndole sanar y avanzar con su vida.

Es crucial entender que el perdón no es un proceso instantáneo ni fácil. Requiere tiempo, paciencia y un compromiso profundo con el propio bienestar. A menudo, el camino hacia el perdón implica enfrentar emociones dolorosas y trabajar para comprender y desmantelar las historias que hemos construido alrededor del evento dañino. Este proceso puede ser incómodo y desafiante, pero también es profundamente liberador y enriquecedor.

El perdón también se malinterpreta como una señal de debilidad cuando, en realidad, requiere una gran fuerza y valentía. Optar por perdonar en un mundo que a menudo valora la retribución y el orgullo sobre la compasión y la comprensión es un acto de rebeldía contra las normas sociales establecidas. Demuestra una comprensión profunda de la complejidad de la condición humana y un compromiso con la construcción de un futuro no encadenado por el pasado.

Al final, el perdón es profundamente personal y único para cada individuo. No hay una "manera correcta" de perdonar; lo que funciona para una persona puede no ser adecuado para otra. La clave está en encontrar un camino hacia el perdón que resuene con las propias necesidades, valores y circunstancias de uno. Esto puede incluir la reflexión personal, la escritura, la terapia o la meditación, entre otras prácticas.

Entender el perdón en toda su complejidad es esencial para aprovechar su poder sanador. Al desmitificar las ideas erróneas sobre el perdón, podemos abrirnos a la posibilidad de transformar nuestro dolor en una fuente de fortaleza y sabiduría.

El perdón, en su esencia más pura, es una práctica tanto liberadora como transformadora, que va mucho más allá de la mera absolución de culpas o el olvido de agravios. Comprender verdaderamente el perdón en toda su complejidad implica desentrañar y confrontar muchas de las ideas preconcebidas que tenemos sobre él, ideas que a menudo distorsionan su verdadero significado y limitan su potencial sanador.

Esta comprensión nos permite no solo liberarnos del lastre emocional del pasado, sino también transmutar el dolor y la amargura en pilares de fortaleza y sabiduría que enriquecen nuestra vida.

Desmitificar el perdón significa, primero que nada, reconocer que no es un acto de olvido ni una negación del dolor sufrido. Al contrario, el perdón auténtico implica enfrentar con valentía las heridas, permitiéndonos sentir y procesar plenamente el dolor, en lugar de simplemente intentar suprimirlo o ignorarlo. Esta confrontación consciente del dolor es lo que nos permite, eventualmente, liberarnos de su control sobre nuestro presente y futuro.

Aceptar y comprender nuestras heridas nos brinda la oportunidad de aprender de ellas, transformando el sufrimiento en lecciones de vida valiosas.

Además, al desafiar las nociones equivocadas que equiparan el perdón con la debilidad, podemos empezar a verlo como lo que realmente es: un acto de fuerza interna y autoafirmación. Requiere una gran dosis de coraje soltar conscientemente el rencor y elegir la sanación sobre el resentimiento. Esta elección no solo alivia nuestra propia carga emocional, sino que también nos permite recuperar el poder sobre nuestra vida emocional, liberándonos de las cadenas del pasado que nos atan a ciclos de dolor y sufrimiento.

El dolor, por intenso que sea, no tiene por qué ser permanente

El proceso de perdón también nos enseña sobre la impermanencia de nuestras experiencias y emociones, recordándonos que el dolor, por intenso que sea, no tiene por qué ser permanente.

Nos muestra que, aunque no podemos cambiar los eventos pasados, sí tenemos la capacidad de cambiar nuestra relación con ellos. Al hacerlo, convertimos nuestro dolor en una fuente de fortaleza, una prueba de nuestra capacidad para superar adversidades y crecer más allá de nuestras experiencias dolorosas.

El proceso de perdón nos enfrenta a una de las verdades más fundamentales de la existencia humana: la impermanencia. Nuestras emociones y experiencias, por más intensas o duraderas que parezcan, están en constante flujo.

El dolor, especialmente el que nos parece insoportable o eterno, eventualmente cambia, se suaviza o se transforma, siempre que le permitamos hacerlo. Esta comprensión de la naturaleza efímera del sufrimiento es vital, pues nos ofrece una perspectiva esperanzadora y nos impulsa a buscar una resolución activa a nuestro dolor.

Reconocer que las emociones dolorosas no son permanentes nos libera del temor a quedar atrapados en ellas para siempre. Nos da la valentía necesaria para enfrentarlas, sentirlas plenamente y, eventualmente, dejarlas ir. Este es el primer paso crucial en el camino hacia el perdón y la sanación.

Aceptar nuestra tristeza, ira o desilusión como parte de un proceso de transformación personal nos ayuda a ver estos sentimientos no como enemigos, sino como maestros.

El perdón nos enseña también que, si bien no podemos alterar los eventos pasados, tenemos un poder significativo sobre cómo estos eventos nos definen.

Cambiar nuestra relación con nuestras experiencias pasadas significa reenmarcar nuestra percepción de ellas. En lugar de ver un evento doloroso como una fuente de sufrimiento perpetuo, podemos elegir verlo como un capítulo en nuestra historia de crecimiento personal, una oportunidad para aprender, evolucionar y fortalecernos.

Esta reevaluación no minimiza el dolor ni invalida nuestra experiencia, sino que nos empodera para encontrar un significado y un propósito en lo que hemos vivido.

Transformar nuestro dolor en una fuente de fortaleza

Al transformar nuestro dolor en una fuente de fortaleza, demostramos una impresionante capacidad de resiliencia. Cada adversidad superada, cada herida perdonada, se convierte en testimonio de nuestra habilidad para enfrentar desafíos y seguir adelante.

Esta fortaleza no surge a pesar del dolor, sino a través de él. Nos enseña a ser más compasivos, tanto con nosotros mismos como con los demás, y nos equipa con una mayor empatía para entender el sufrimiento ajeno.

En última instancia, el proceso de perdón y la reevaluación de nuestras experiencias dolorosas nos permite crecer más allá de ellas. Este crecimiento no solo es personal, sino que también tiene el potencial de enriquecer nuestras relaciones y comunidades.

Al compartir nuestra propia jornada de perdón y sanación, podemos inspirar a otros a embarcarse en sus propios procesos de transformación, creando un ciclo virtuoso de crecimiento y fortaleza colectivos. Este entendimiento profundo de la impermanencia, la resiliencia y la transformación es, quizás, uno de los regalos más valiosos que el perdón nos ofrece.

La sabiduría que se deriva del perdón va más allá del conocimiento intelectual; es una sabiduría vivida que profundiza nuestra comprensión de la naturaleza humana, fortalece nuestra empatía y fomenta una mayor conexión con los demás.

Nos enseña sobre la fragilidad y la resiliencia humanas, sobre la importancia de la compasión y sobre la capacidad del espíritu humano para renovarse y encontrar esperanza incluso en las circunstancias más difíciles.

En última instancia, entender el perdón en toda su complejidad nos permite abrazar plenamente su poder sanador. Nos abre a la posibilidad de vivir una vida definida no por el dolor y el rencor, sino por la paz, el crecimiento personal y una profunda sensación de libertad interior.

El entendimiento profundo del perdón transforma nuestra perspectiva sobre la vida y nos ofrece un camino hacia una existencia más plena y significativa.

Al abrazar la complejidad del perdón, no solo nos liberamos de las cadenas del dolor y el rencor, sino que también nos abrimos a un mundo de posibilidades donde la paz, el crecimiento personal y una libertad interior sin precedentes se convierten en los pilares sobre los que construimos nuestra vida diaria.

Este cambio de paradigma no es trivial; representa una evolución en cómo interpretamos nuestras experiencias y cómo elegimos responder a ellas.

La paz que se deriva del perdón no es simplemente la ausencia de conflicto, sino una serenidad profunda que permea nuestro ser, incluso en medio de las tormentas.

Esta paz interior nos permite enfrentar los desafíos de la vida con una calma y claridad que antes parecían inalcanzables. Se convierte en una fuente de fortaleza y estabilidad, una base sólida desde la cual podemos actuar con compasión y sabiduría, tanto hacia nosotros mismos como hacia los demás.

El crecimiento personal es otro fruto esencial del perdón. Al soltar el lastre del rencor, nos hacemos más receptivos al aprendizaje y a la transformación. Cada experiencia, incluso aquellas que inicialmente nos causan dolor, se convierte en una oportunidad para expandir nuestra comprensión y evolucionar como individuos.

Esta actitud de apertura nos permite explorar nuevas perspectivas y habilidades, fomentando una versión de nosotros mismos más rica y matizada.

La libertad interior que experimentamos a través del perdón es, quizás, su regalo más poderoso. Esta libertad nos permite romper las cadenas del pasado, liberándonos de las narrativas limitantes que nos han definido. Nos da la capacidad de elegir quiénes queremos ser y cómo queremos vivir, más allá de las heridas que hemos sufrido. Con esta libertad, nos embarcamos en un viaje de auto-descubrimiento y auto-expresión que es auténticamente nuestro, no dictado por las acciones o palabras de otros.

Al entender y practicar el perdón en su totalidad, no solo transformamos nuestra relación con el pasado, sino que también redefinimos nuestro futuro. Nos abrimos a un estilo de vida donde el amor propio, la compasión y el crecimiento continuo son los principios que guían nuestro camino. Este viaje hacia el perdón no es siempre fácil, pero es profundamente enriquecedor.

Nos enseña a encontrar belleza y significado en nuestras experiencias, a cultivar relaciones más profundas y satisfactorias, y a vivir con una autenticidad y plenitud que antes nos parecían inaccesibles. En última instancia, el perdón nos ofrece una visión de la vida no como un campo de batalla marcado por el dolor y el rencor, sino como un lienzo de infinitas posibilidades donde la paz, el crecimiento y la libertad son los colores con los que pintamos cada día.

Esta transformación no solo enriquece nuestra propia existencia, sino que también impacta positivamente en las vidas de aquellos que nos rodean, propagando ondas de sanación y comprensión a través de nuestras relaciones y comunidades.

Este camino no siempre es fácil, pero es increíblemente valioso para alcanzar una paz duradera y una comprensión más profunda de nosotros mismos y de los demás. En última instancia, el perdón es un regalo que nos damos a nosotros mismos, una decisión consciente de no permitir que nuestro pasado limite nuestro potencial para el amor, la alegría y la plenitud en el futuro.

Beneficios del Perdón

Discutir cómo el perdón puede liberar emocionalmente al individuo, mejorando su salud mental y física.

El perdón es una herramienta poderosa de transformación personal, capaz de influir profundamente en nuestra salud mental y física. A través del perdón, podemos liberarnos de las ataduras emocionales que nos retienen, permitiéndonos avanzar hacia un bienestar integral.

Esta práctica no solo implica soltar el resentimiento o el enojo hacia quienes nos han hecho daño, sino también hacia nosotros mismos por errores pasados. Los beneficios del perdón son amplios y significativos, afectando diversas áreas de nuestra vida, desde nuestra paz interior hasta nuestra salud corporal.

Desde una perspectiva psicológica, el perdón ofrece una ruta hacia la liberación emocional. Albergar sentimientos negativos como el rencor o la ira nos mantiene anclados a situaciones o personas que nos causaron dolor, impidiéndonos avanzar. Esta retención emocional puede generar estrés crónico, ansiedad y depresión, afectando nuestra capacidad para disfrutar de la vida y formar relaciones saludables.

El acto de perdonar, por otro lado, nos permite cerrar capítulos dolorosos, reduciendo significativamente los niveles de estrés y mejorando nuestro estado de ánimo y calidad de vida general.

La práctica del perdón también tiene un impacto directo en nuestra salud física. Investigaciones han demostrado que el resentimiento crónico puede incrementar nuestra reactividad al estrés, elevando la presión arterial y la frecuencia cardíaca, lo cual a largo plazo contribuye a condiciones como enfermedades cardíacas y disminución del sistema inmunológico.

La conexión entre el perdón y la salud física es un campo de estudio que ha capturado el interés de psicólogos y médicos por igual. A través de diversas investigaciones, se ha establecido que el acto de perdonar puede tener efectos tangibles y beneficiosos para nuestro bienestar corporal.

El resentimiento crónico, por otro lado, actúa como un agente estresante persistente en nuestra vida, desencadenando una serie de respuestas fisiológicas que, si se mantienen en el tiempo, pueden deteriorar significativamente nuestra salud.

Cuando albergamos resentimientos, nuestro cuerpo se encuentra en un estado de alerta constante, como si estuviera preparándose para enfrentar una amenaza. Esta reacción es parte de la respuesta de lucha o huida, un mecanismo evolutivo diseñado para protegernos en situaciones de peligro.

Sin embargo, en el contexto del resentimiento crónico, esta respuesta se activa de manera prolongada, elevando la presión arterial y la frecuencia cardíaca, y liberando hormonas del estrés como el cortisol y la adrenalina.

Aunque estas reacciones son normales en situaciones de estrés agudo, su activación continua puede tener consecuencias negativas para la salud, incluyendo el desarrollo de enfermedades cardíacas.

Las enfermedades cardíacas, que engloban una variedad de trastornos que afectan al corazón y los vasos sanguíneos, son una de las principales causas de muerte a nivel mundial. La hipertensión (presión arterial alta) y el estrés crónico son factores de riesgo bien conocidos para estas enfermedades. Al mantenernos en un estado de resentimiento, alimentamos estos factores de riesgo, poniendo en peligro nuestra salud cardiovascular.

Además, el sistema inmunológico, que nos protege de infecciones y enfermedades, también se ve comprometido por el estrés crónico.

El cortisol, conocido como la hormona del estrés, en altas concentraciones y de forma prolongada, puede suprimir la eficacia del sistema inmunológico, haciéndonos más susceptibles a infecciones y enfermedades. Este debilitamiento del sistema inmunológico es otro ejemplo palpable de cómo el resentimiento crónico puede traducirse en problemas de salud física.

Por otro lado, la práctica del perdón se asocia con una reducción en los niveles de estrés, lo que conlleva a una disminución en la presión arterial y una mejora en la salud cardiovascular. Al perdonar, mitigamos la carga emocional que conlleva el resentimiento, lo cual permite a nuestro cuerpo salir del estado de alerta constante y reducir la producción de hormonas del estrés. Este cambio no solo mejora nuestra salud cardiovascular, sino que también fortalece nuestro sistema inmunológico, haciéndonos más resilientes frente a enfermedades.

Perdonar puede revertir estos efectos, promoviendo una mayor estabilidad emocional que se traduce en beneficios físicos. Al reducir el estrés y mejorar la regulación emocional, el perdón fomenta una respuesta más saludable del cuerpo ante las adversidades, mejorando la salud cardiovascular y fortaleciendo el sistema inmune.

La capacidad del perdón para reducir el estrés y mejorar la regulación emocional es un aspecto crucial de su impacto beneficioso en nuestra salud física. El estrés crónico, como se sabe, es un factor de riesgo para numerosas condiciones médicas, incluidas aquellas que afectan la salud cardiovascular y el sistema inmune.

Al enfocarnos en el perdón, adoptamos una herramienta poderosa que modifica nuestra respuesta interna ante las adversidades, lo que a su vez tiene un efecto directo y positivo en nuestra salud.

Cuando logramos perdonar, ya sea a otros o a nosotros mismos, cambiamos la narrativa interna que mantenemos sobre las situaciones que nos han causado dolor. Este cambio de perspectiva reduce la carga emocional asociada con esos eventos, lo que disminuye nuestra reactividad al estrés.

Esta menor reactividad significa que nuestro cuerpo no se ve obligado a entrar tan frecuentemente en el modo de "lucha o huida", un estado fisiológico que, aunque útil en situaciones de peligro real, puede ser perjudicial si se activa constantemente en respuesta a estresores emocionales.

Esta reducción en la activación constante del sistema de estrés tiene un impacto directo en nuestra salud cardiovascular. La presión arterial elevada y una frecuencia cardíaca acelerada son menos comunes en individuos que manejan bien el estrés a través de prácticas como el perdón.

Esto, a su vez, reduce el riesgo de desarrollar enfermedades cardíacas, como la hipertensión y la enfermedad coronaria, que están fuertemente vinculadas al estrés crónico.

Además, el estrés crónico puede comprometer la eficacia de nuestro sistema inmune, haciéndonos más susceptibles a infecciones y enfermedades. Al mejorar la regulación emocional y reducir el estrés a través del perdón, se fomenta una respuesta inmune más robusta. Esto no solo nos hace más resistentes a los patógenos comunes, sino que también mejora nuestra capacidad para recuperarnos de enfermedades y lesiones.

El perdón, entonces, actúa como un catalizador para la resiliencia física y emocional. Nos enseña a enfrentar las adversidades de una manera que minimiza su impacto negativo en nuestra salud. Al adoptar una actitud de perdón, no solo estamos eligiendo superar el dolor y el rencor; estamos tomando una decisión consciente por nuestra salud y bienestar.

Esta práctica, profundamente arraigada en la regulación emocional y la reducción del estrés, ofrece una ruta hacia una vida más saludable y satisfactoria, demostrando que el perdón es tanto una elección personal como una estrategia de salud preventiva.

Además, el perdón contribuye a mejorar la calidad del sueño. El rencor y la angustia pueden interferir con nuestra capacidad para descansar adecuadamente, provocando insomnio o sueño de baja calidad.

Al liberar estos sentimientos negativos, el perdón nos permite alcanzar un estado de tranquilidad que favorece un sueño reparador, esencial para la recuperación y el mantenimiento de nuestra salud física y mental.

Otro beneficio significativo del perdón es su capacidad para enriquecer nuestras relaciones interpersonales. Guardar resentimiento nos puede hacer más propensos a reaccionar negativamente ante los demás, dañando nuestras conexiones actuales y futuras.

El perdón, en cambio, promueve la empatía, la comprensión y la paciencia, cualidades fundamentales para construir y mantener relaciones fuertes y saludables. Esta apertura emocional no solo mejora nuestras interacciones con los demás, sino que también contribuye a nuestro propio bienestar emocional, creando un ambiente de apoyo mutuo.

La práctica del perdón nos impulsa hacia una mejor autoestima y autoaceptación.

Al perdonarnos a nosotros mismos, reconocemos y aceptamos nuestra humanidad, entendiendo que cometer errores es parte del aprendizaje y crecimiento personal. Esta autoaceptación nos libera de la autocrítica destructiva, permitiéndonos vivir con mayor compasión hacia nosotros mismos y hacia los demás.

El perdón es mucho más que un simple acto de olvido; es un proceso profundo de sanación emocional y física. Nos libera de las cadenas del pasado, permitiéndonos vivir con mayor plenitud y salud.

Al integrar el perdón en nuestras vidas, no solo mejoramos nuestra salud mental y física, sino que también abrimos la puerta a relaciones más ricas y satisfactorias, y a una existencia marcada por la paz, el crecimiento personal y una auténtica libertad interior. En última instancia, el perdón nos ofrece la clave para una vida más saludable, armoniosa y feliz.

El perdón, a menudo malinterpretado como un simple acto de olvido o concesión, es en realidad una herramienta poderosa de transformación y liberación. Va mucho más allá de la mera absolución de culpas, convirtiéndose en un vehículo para la sanación profunda, tanto emocional como física. Este proceso nos invita a liberarnos de las amarras del pasado, abriendo un camino hacia una vida vivida con plenitud, bienestar integral y genuina paz interior.

Cuando integramos el perdón en nuestras vidas, iniciamos un viaje de autoconocimiento y liberación. Liberar el resentimiento y la amargura no solo alivia nuestra carga emocional, sino que también tiene un impacto tangible en nuestra salud física.

El estrés y la tensión emocional que acompañan al rencor pueden desencadenar o exacerbar problemas de salud. Al optar por el perdón, mitigamos estos efectos negativos, promoviendo una mejor salud cardiovascular, un sistema inmunológico más fuerte y una mayor resiliencia ante las adversidades físicas.

Pero los beneficios del perdón se extienden más allá de la salud individual. Al perdonar, mejoramos nuestras relaciones interpersonales, fomentando la empatía, la comprensión y la conexión profunda con los demás.

El perdón nos permite ver más allá de nuestras heridas y reconocer la humanidad compartida, construyendo puentes donde antes había barreras.

Este enriquecimiento de nuestras relaciones contribuye a un sentido de comunidad y pertenencia, elementos esenciales para nuestro bienestar emocional y social.

Además, el perdón nos abre las puertas a una vida marcada por la paz y el crecimiento personal. Al soltar las cadenas del pasado, nos liberamos de los patrones de pensamiento y comportamiento que nos limitaban, permitiéndonos explorar nuevas perspectivas y posibilidades.

Esta libertad interior es la base para el autodescubrimiento y la autoexpresión genuina, elementos clave para una vida plena y satisfactoria.

En última instancia, el perdón es un regalo que nos hacemos a nosotros mismos. No se trata de olvidar el dolor o exonerar las acciones de otros, sino de elegir conscientemente la paz sobre el conflicto, la salud sobre la enfermedad y el amor propio sobre el resentimiento.

Es una práctica que requiere valentía y compasión, pero sus recompensas son inmensas. Nos ofrece la clave para una existencia más saludable, armoniosa y feliz, demostrando que, a través del perdón, podemos encontrar la verdadera libertad y la alegría de vivir.

Perdonar no es Olvidar

Explicar la importancia de recordar las lecciones aprendidas sin retener el rencor.

La máxima "perdonar no es olvidar" encapsula una verdad profunda sobre la naturaleza y el propósito del perdón. Lejos de ser un llamado a la amnesia emocional, esta frase subraya la importancia de retener las lecciones que emergen de nuestras experiencias dolorosas, mientras liberamos el veneno del rencor que puede envenenar nuestra alma y nuestro cuerpo.

Este enfoque no solo es terapéutico y liberador, sino que también es esencial para nuestro crecimiento y desarrollo personal.

Perdonar sin olvidar implica un acto de equilibrio delicado y consciente. Significa que, aunque decidimos liberar el resentimiento y avanzar, no descartamos las experiencias pasadas ni las despojamos de su valor educativo.

Al contrario, las integramos en nuestro ser como piedras angulares de nuestra sabiduría y madurez. Las heridas y errores del pasado, vistos a través de la lente del perdón, se transforman en fuentes de fuerza y aprendizaje, en lugar de ser cicatrices que nos limitan o definen negativamente.

Recordar las lecciones aprendidas nos permite establecer límites saludables y tomar decisiones más informadas en el futuro. Nos enseña a reconocer patrones de comportamiento, tanto en nosotros mismos como en los demás, que podrían conducir a situaciones dolorosas o tóxicas. Esta conciencia nos dota de la capacidad de navegar nuestras relaciones y circunstancias con mayor sabiduría y cuidado, evitando así repetir errores pasados.

Además, el acto de recordar, desprovisto del peso del rencor, fomenta la compasión y la empatía, tanto hacia nosotros mismos como hacia los demás. Nos permite entender que todos somos falibles, que todos podemos herir y ser heridos, y que todos tenemos la capacidad de cambiar y mejorar. Esta comprensión es fundamental para construir relaciones más profundas y significativas, basadas en la aceptación mutua y el respeto.

La capacidad de perdonar sin olvidar también refleja una madurez emocional y espiritual profunda. Revela un compromiso con la vida vivida plenamente, donde cada experiencia, buena o mala, es valorada como parte del tejido complejo de nuestra existencia. Nos enseña a vivir con el corazón abierto, dispuestos a abrazar la plenitud de la vida, con todas sus alegrías y dolores, sin permitir que el pasado nos mantenga cautivos.

En última instancia, perdonar sin olvidar es una práctica de libertad personal. Nos libera de las cadenas del pasado, permitiéndonos avanzar con una comprensión más rica y un corazón más ligero. Nos invita a vivir con autenticidad y coraje, recordando nuestras experiencias no como fuentes de dolor continuo, sino como escalones hacia una versión más sabia y compasiva de nosotros mismos.

Perdonar sin olvidar se erige como un acto de empoderamiento y autoafirmación. Esta filosofía de vida nos propone una libertad que va más allá de las meras circunstancias externas, invitándonos a encontrar una liberación interna que redefine nuestra relación con el pasado y moldea nuestro camino hacia el futuro.

Al adoptar esta práctica, no solo nos desvinculamos de los grilletes emocionales que nos atan a las heridas antiguas, sino que también nos comprometemos a utilizar estas experiencias como lecciones vitales para nuestro crecimiento personal.

Este enfoque hacia el perdón subraya la importancia de una memoria selectiva, donde elegimos conscientemente qué elementos del pasado conservar en nuestra conciencia. No se trata de negar el dolor o de minimizar el impacto que las experiencias negativas han tenido en nuestras vidas, sino de transformar conscientemente ese dolor en sabiduría.

Esta transformación nos permite recordar los acontecimientos sin revivir el sufrimiento asociado a ellos, manteniendo las lecciones aprendidas al frente de nuestra mente mientras dejamos atrás el peso emocional.

Vivir con esta autenticidad y coraje significa enfrentar la vida con una vulnerabilidad fortalecida, donde nuestra capacidad para ser heridos se equilibra con nuestra habilidad para sanar y aprender de estas heridas.

La autenticidad surge de reconocer y aceptar nuestra historia completa, incluidos los capítulos dolorosos, sin permitir que estos definan nuestro valor o potencial. El coraje, por otro lado, se manifiesta en nuestra disposición para seguir adelante, armados con la comprensión profunda de que cada desafío superado nos acerca más a la persona que aspiramos ser.

Esta práctica también fomenta una compasión más profunda hacia nosotros mismos y hacia los demás. Al recordar sin resentimiento, desarrollamos una empatía que reconoce la fragilidad humana, incluida la nuestra, y abraza la imperfección como parte integral de la experiencia humana.

Esta empatía nos capacita para construir conexiones más genuinas y significativas, basadas en la comprensión mutua y el respeto por los viajes individuales.

En última instancia, perdonar sin olvidar nos enseña a vivir con una conciencia plena y un corazón expansivo. Transforma el acto de recordar en una fuente de fortaleza y sabiduría, permitiéndonos navegar la vida con una resiliencia renovada y un optimismo cauteloso.

Nos anima a abrazar cada día no solo como una oportunidad para ser mejores, sino también como un regalo para ser más comprensivos, tanto con nosotros mismos como con el mundo que nos rodea. En este sentido, el perdón se convierte en una llave maestra para desbloquear una vida de mayor plenitud, significado y conexión.

Capítulo 2:
La Fe

La fe, un concepto tan antiguo como la humanidad misma, trasciende las definiciones simples y se manifiesta en múltiples dimensiones de la experiencia humana. No se limita exclusivamente a las creencias religiosas o espirituales, aunque estas son quizás sus expresiones más reconocidas.

La fe es también confianza, esperanza y convicción en la ausencia de certeza, una fuerza motriz que impulsa a las personas a seguir adelante a pesar de las incertidumbres y desafíos de la vida.

En su esencia, la fe es un acto de confianza fundamental en algo más grande que nosotros mismos. Para algunos, esto puede significar una creencia en una divinidad o en principios espirituales que guían el universo.

Para otros, la fe puede radicar en los valores humanos universales, como el amor, la justicia y la compasión, o en la confianza en la propia capacidad para superar obstáculos y alcanzar objetivos personales. Independientemente de su objeto, la fe implica una elección consciente de creer en la posibilidad de un resultado positivo, incluso cuando no hay evidencia tangible que garantice su realización.

La fe tiene el poder de moldear nuestras percepciones y acciones de maneras profundas. Al nutrir una actitud de fe, las personas pueden encontrar la fuerza para enfrentar situaciones adversas con resiliencia y optimismo.

Esta actitud no niega la realidad de los problemas o desafíos, sino que ofrece una perspectiva que enfatiza la esperanza y la posibilidad sobre el miedo y la desesperación. La fe actúa como un faro en momentos de oscuridad, proporcionando orientación, consuelo y el coraje para continuar, incluso cuando el camino por delante parece incierto.

Además, la fe juega un papel crucial en la construcción de comunidades y en la promoción de la solidaridad humana. Al compartir creencias y valores comunes, las personas pueden unirse para apoyarse mutuamente, trabajar hacia objetivos compartidos y superar colectivamente los retos.

Esta conexión basada en la fe trasciende las barreras individuales, fomentando un sentido de pertenencia y propósito colectivo que enriquece la experiencia humana.

La fe también estimula el crecimiento personal y la transformación. A través de la reflexión y la meditación sobre nuestras creencias y valores, podemos desarrollar una comprensión más profunda de nosotros mismos y del mundo que nos rodea. Este proceso de introspección puede llevar a cambios significativos en cómo vivimos nuestras vidas, cómo interactuamos con los demás y cómo enfrentamos los desafíos. La fe nos invita a cuestionar, a explorar y, en última instancia, a evolucionar.

Sin embargo, la fe no está exenta de pruebas. Puede ser desafiada por experiencias de pérdida, sufrimiento o injusticia, lo que lleva a momentos de duda y desilusión.

Estos períodos de prueba son, en sí mismos, parte integral del viaje de la fe, ofreciendo oportunidades para reafirmar, profundizar o redefinir nuestras creencias. Superar tales pruebas puede fortalecer la fe, dotándola de una autenticidad y resiliencia que inspiran tanto al individuo como a aquellos a su alrededor.

La fe es una dimensión esencial de la experiencia humana, enriqueciendo nuestras vidas con significado, propósito y conexión. Nos ofrece la fortaleza para superar las adversidades, la inspiración para buscar la trascendencia y la unidad para construir comunidades solidarias.

Al cultivar la fe, ya sea en un contexto espiritual, en nosotros mismos o en principios universales, abrimos nuestras vidas a un horizonte de posibilidades ilimitadas, aprendiendo a navegar el mar de la existencia con esperanza, coraje y una profunda confianza en el poder transformador de creer.

La fe, un concepto tan antiguo como la humanidad misma, trasciende las definiciones simples y se manifiesta en múltiples dimensiones de la experiencia humana. No se limita exclusivamente a las creencias religiosas o espirituales, aunque estas son quizás sus expresiones más reconocidas.

La fe es también confianza, esperanza y convicción en la ausencia de certeza, una fuerza motriz que impulsa a las personas a seguir adelante a pesar de las incertidumbres y desafíos de la vida.

En su esencia, la fe es un acto de confianza fundamental en algo más grande que nosotros mismos. Para algunos, esto puede significar una creencia en una divinidad o en principios espirituales que guían el universo.

Para otros, la fe puede radicar en los valores humanos universales, como el amor, la justicia y la compasión, o en la confianza en la propia capacidad para superar obstáculos y alcanzar objetivos personales. Independientemente de su objeto, la fe implica una elección consciente de creer en la posibilidad de un resultado positivo, incluso cuando no hay evidencia tangible que garantice su realización.

La fe tiene el poder

La fe tiene el poder de moldear nuestras percepciones y acciones de maneras profundas. Al nutrir una actitud de fe, las personas pueden encontrar la fuerza para enfrentar situaciones adversas con resiliencia y optimismo.

Esta actitud no niega la realidad de los problemas o desafíos, sino que ofrece una perspectiva que enfatiza la esperanza y la posibilidad sobre el miedo y la desesperación. La fe actúa como un faro en momentos de oscuridad, proporcionando orientación, consuelo y el coraje para continuar, incluso cuando el camino por delante parece incierto.

Además, la fe juega un papel crucial en la construcción de comunidades y en la promoción de la solidaridad humana. Al compartir creencias y valores comunes, las personas pueden unirse para apoyarse mutuamente, trabajar hacia objetivos compartidos y superar colectivamente los retos. Esta conexión basada en la fe trasciende las barreras individuales, fomentando un sentido de pertenencia y propósito colectivo que enriquece la experiencia humana.

La fe también estimula el crecimiento personal y la transformación. A través de la reflexión y la meditación sobre nuestras creencias y valores, podemos desarrollar una comprensión más profunda de nosotros mismos y del mundo que nos rodea. Este proceso de introspección puede llevar a cambios significativos en cómo vivimos nuestras vidas, cómo interactuamos con los demás y cómo enfrentamos los desafíos. La fe nos invita a cuestionar, a explorar y, en última instancia, a evolucionar.

Sin embargo, la fe no está exenta de pruebas. Puede ser desafiada por experiencias de pérdida, sufrimiento o injusticia, lo que lleva a momentos de duda y desilusión.

Estos períodos de prueba son, en sí mismos, parte integral del viaje de la fe, ofreciendo oportunidades para reafirmar, profundizar o redefinir nuestras creencias. Superar tales pruebas puede fortalecer la fe, dotándola de una autenticidad y resiliencia que inspiran tanto al individuo como a aquellos a su alrededor.

En conclusión, la fe es una dimensión esencial de la experiencia humana, enriqueciendo nuestras vidas con significado, propósito y conexión. Nos ofrece la fortaleza para superar las adversidades, la inspiración para buscar la trascendencia y la unidad para construir comunidades solidarias.

Al cultivar la fe, ya sea en un contexto espiritual, en nosotros mismos o en principios universales, abrimos nuestras vidas a un horizonte de posibilidades ilimitadas, aprendiendo a navegar el mar de la existencia con esperanza, coraje y una profunda confianza en el poder transformador de creer.

Fe en Uno Mismo

Hablar sobre la importancia de creer en las propias capacidades y cómo esto puede ser un catalizador para el cambio.

La fe en uno mismo es uno de los pilares fundamentales para el desarrollo personal y el logro de objetivos. Creer en las propias capacidades no solo es un acto de autoafirmación, sino también un poderoso catalizador para el cambio y la superación personal.

Esta convicción interna en nuestras habilidades y valor es lo que nos impulsa a tomar riesgos, enfrentar desafíos y perseguir nuestras pasiones y sueños, incluso ante la adversidad.

Tener fe en uno mismo significa reconocer y aceptar nuestras fortalezas y debilidades, entendiendo que ambas forman parte integral de nuestro ser. Esta aceptación no implica conformismo, sino todo lo contrario: es el punto de partida para el crecimiento y la mejora continua.

Cuando creemos firmemente en nuestra capacidad para aprender, adaptarnos y superar obstáculos, transformamos los desafíos en oportunidades para fortalecer nuestro carácter y ampliar nuestros horizontes.

La importancia de la fe en uno mismo radica también en su capacidad para influir en nuestra percepción del éxito y el fracaso. En lugar de ver el fracaso como una señal de incapacidad o derrota, lo interpretamos como una experiencia de aprendizaje que contribuye a nuestro desarrollo personal.

Esta perspectiva positiva fomenta la resiliencia, esa capacidad para recuperarnos y seguir adelante con más sabiduría y determinación. De esta manera, la fe en nuestras propias capacidades se convierte en una fuente de motivación intrínseca que nos empuja a perseguir nuestros objetivos con perseverancia y dedicación.

Además, la fe en uno mismo tiene un efecto contagioso, inspirando y motivando a otros a creer en sus propias capacidades. Al demostrar confianza en nosotros mismos, actuamos como modelos a seguir para aquellos a nuestro alrededor, fomentando un ambiente de positividad y empoderamiento colectivo.

Esto no solo enriquece nuestras relaciones personales y profesionales, sino que también contribuye a la creación de comunidades más fuertes y resilientes.

Finalmente, cultivar la fe en uno mismo es un acto de amor propio. Nos permite trazar nuestro propio camino con confianza, celebrando nuestros éxitos y aprendiendo de nuestros errores sin autocriticarnos destructivamente. Al honrar nuestra valía y nuestras capacidades, nos abrimos a la plenitud de la vida, dispuestos a explorar, experimentar y crecer sin límites.

Fe en Algo Mayor

Explorar la idea de tener fe en algo más allá de uno mismo, ya sea una entidad espiritual o el universo.

La fe en algo mayor que uno mismo es una dimensión espiritual y existencial que ha formado parte de la experiencia humana desde tiempos inmemoriales.

Esta creencia trasciende la comprensión material del mundo para tocar aspectos más profundos del ser, ofreciendo un sentido de conexión con el todo que nos rodea, ya sea este entendido como una entidad espiritual, el universo, o una fuerza vital omnipresente.

Esta forma de fe es un reconocimiento de que hay fuerzas y principios que superan nuestra comprensión y control, proporcionando un marco dentro del cual podemos buscar significado, propósito y consuelo.

Tener fe en algo más grande que nosotros mismos nos brinda una perspectiva más amplia sobre nuestra existencia.

Nos ayuda a ver nuestras vidas no como una serie de eventos aislados, sino como parte de un tejido más grande y complejo, con un orden y propósito que tal vez no comprendamos completamente, pero que podemos aceptar y respetar.

Esta percepción puede ser increíblemente liberadora, ya que reduce la carga del individualismo exacerbado y la sensación de aislamiento, recordándonos que somos parte de una comunidad más amplia y de un planeta interconectado.

Además, la fe en algo mayor ofrece un refugio en momentos de incertidumbre y desafío. En situaciones donde las soluciones parecen estar fuera de nuestro alcance, confiar en una fuerza superior puede proporcionar consuelo y esperanza.

Esta confianza no necesariamente implica pasividad o resignación, sino la aceptación de que no todo está bajo nuestro control y que, a veces, soltar y confiar en el proceso es el camino más sabio a seguir. Esta entrega puede conducir a una profunda sensación de paz interior, al liberarnos de la ansiedad que surge de querer controlar cada aspecto de nuestras vidas.

La fe en algo mayor también nutre nuestra capacidad para maravillarnos y apreciar la belleza y el misterio del universo. Nos invita a contemplar la grandeza de la existencia y a buscar nuestra propia conexión con el todo. Esta búsqueda de conexión puede motivarnos a actuar con mayor compasión y empatía, inspirándonos a cuidar de nuestro entorno y de los seres con los que compartimos nuestro hogar planetario.

Finalmente, esta forma de fe puede actuar como una fuente de fortaleza moral y ética, orientándonos hacia valores universales como el amor, la justicia y la solidaridad. Al reconocer que somos parte de algo más grande, nos sentimos motivados a vivir de manera que refleje respeto y cuidado no solo por nosotros mismos sino por el mundo en su conjunto.

Cultivar la Fe a Través de la Adversidad

Compartir historias inspiradoras y consejos sobre cómo mantener la fe durante tiempos difíciles.

Cultivar la fe durante la adversidad es uno de los desafíos más profundos y transformadores que podemos enfrentar en nuestra vida.

Los momentos difíciles, ya sean personales, como la pérdida de un ser querido, problemas de salud, o desafíos globales como crisis económicas o pandemias, tienden a sacudir los cimientos de nuestra fe y poner a prueba nuestra resiliencia. Sin embargo, es precisamente en estos períodos de prueba donde la fe puede convertirse en nuestra mayor aliada, proporcionándonos la fortaleza y esperanza necesarias para superar las circunstancias más adversas.

Una forma de cultivar y mantener la fe en tiempos difíciles es a través del compartir historias inspiradoras. Las narrativas de personas que han superado grandes obstáculos pueden servir como faros de luz en nuestros momentos más oscuros.

Estas historias no solo nos ofrecen ejemplos concretos de resiliencia y coraje, sino que también nos recuerdan que no estamos solos en nuestra lucha. Saber que otros han atravesado situaciones similares y han salido adelante refuerza nuestra creencia en la posibilidad de superación y en la capacidad inherente del ser humano para enfrentar y adaptarse a las adversidades.

Además, mantener una práctica espiritual o de reflexión puede ser crucial para fortalecer la fe en momentos de crisis. La meditación, la oración, la lectura de textos inspiradores o simplemente pasar tiempo en la naturaleza, pueden ayudarnos a reconectar con nuestra esencia y con aquello en lo que creemos, sea esto una entidad superior, el poder de la comunidad o nuestra propia fortaleza interior.

Estas prácticas nos ofrecen un espacio para procesar nuestras emociones, encontrar paz y claridad mental, y recordarnos de nuestros valores y propósitos fundamentales.

Es también importante rodearnos de una comunidad de apoyo que comparta nuestros valores y creencias. El poder del apoyo mutuo y la solidaridad no debe subestimarse.

En tiempos de dificultad, contar con una red de personas que nos ofrecen su comprensión, empatía y aliento puede hacer una diferencia significativa en nuestra capacidad para mantener la fe. Estas comunidades pueden encontrarse en grupos religiosos o espirituales, grupos de apoyo, o incluso entre amigos y familiares que comparten una visión positiva de la vida.

Finalmente, cultivar la gratitud puede ser un poderoso catalizador para mantener la fe durante tiempos difíciles.

Aunque puede parecer contra intuitivo, enfocarnos en los aspectos de nuestra vida por los cuales estamos agradecidos, incluso los más pequeños, puede cambiar nuestra perspectiva y ayudarnos a ver la luz en medio de la oscuridad.

La gratitud nos abre a reconocer las bendiciones presentes en nuestra vida, fortaleciendo nuestra fe y esperanza en el futuro.

La Fe como Fundamento para la Sanación

Argumentar cómo la fe puede ser la base sobre la cual se construyen otros aspectos de la sanación.

La fe, entendida en su sentido más amplio, no solo implica creencias religiosas o espirituales, sino también una profunda confianza en el proceso de la vida y en nuestras propias capacidades para superar adversidades.

Este cimiento de fe puede ser fundamental para la sanación, actuando como un pilar sobre el cual se apoyan y construyen otros aspectos esenciales del proceso de recuperación y bienestar.

El concepto de fe como cimiento para la sanación abarca mucho más que la mera expectativa de recuperación; es una fuerza transformadora que permea todos los aspectos de la vida de una persona, influyendo en su camino hacia el bienestar.

Este pilar fundamental no solo proporciona la esperanza necesaria para enfrentar los retos de la salud, sino que también actúa como un motor que impulsa el compromiso personal con el proceso de sanación, infundiendo coraje y determinación en el individuo.

La fe establece una base sólida para el optimismo, vital para mantener una actitud positiva frente a los desafíos de la salud. Esta perspectiva optimista, a su vez, puede tener un impacto significativo en el bienestar físico y emocional, ya que numerosos estudios han demostrado que una actitud positiva está correlacionada con mejores resultados de salud.

Al cultivar una fe inquebrantable en la posibilidad de recuperación, las personas pueden activar recursos internos que tal vez no sabían que tenían, como una mayor capacidad para gestionar el dolor, el estrés y la ansiedad, elementos que son cruciales en cualquier proceso de sanación.

Además, la fe fomenta la paciencia y la perseverancia, cualidades esenciales durante los periodos prolongados de recuperación o cuando se enfrentan condiciones crónicas de salud.

La creencia en un resultado positivo, incluso cuando los avances son lentos o cuando se presentan reveses, puede ser la diferencia entre el abandono del esfuerzo y la continuación del camino hacia la sanación. La fe, en este sentido, nutre la resiliencia, permitiendo que las personas se adapten y sobrevivan a las circunstancias adversas.

La fe también puede impulsar la exploración y adopción de prácticas de sanación holísticas, integrando el cuidado del cuerpo, la mente y el espíritu. Reconocer que la sanación puede venir de múltiples fuentes y que la salud integral implica el equilibrio de todos estos aspectos, puede llevar a una búsqueda más amplia de soluciones y terapias.

Esta apertura a diferentes modalidades de tratamiento y bienestar se arraiga en la creencia de que hay múltiples caminos hacia la sanación y que cada persona debe encontrar el que mejor se adapte a sus necesidades y creencias.

Por último, la fe en el proceso de sanación puede reforzar la conexión con una comunidad de apoyo, ya sea está basada en la fe, en intereses compartidos o en experiencias comunes. La solidaridad y el amor que se encuentran en estas comunidades pueden ser fuentes de consuelo y motivación incalculables, demostrando que la fe compartida en la recuperación y el bienestar es un poderoso unificador.

Primero, la fe fortalece la resiliencia emocional, esa capacidad para afrontar y superar las adversidades. Cuando tenemos fe en Dios y en nuestra fortaleza interna, estamos más que equipados para manejar los desafíos y contratiempos que enfrentamos.

La resiliencia emocional se entiende como la capacidad de una persona para recuperarse y adaptarse frente a la adversidad, el trauma, la tragedia o el estrés significativo. Es un atributo psicológico que permite a los individuos enfrentar las dificultades con coraje y perseverancia. La fe, ya sea en una divinidad, en el orden universal, o en la propia fortaleza interna, desempeña un papel crucial en el fortalecimiento de esta resiliencia, proporcionando un recurso interno de esperanza y determinación que es esencial para superar los obstáculos.

Cuando las personas tienen fe en algo más grande que ellas mismas, esta creencia actúa como un ancla emocional que las mantiene centradas y enfocadas en medio de la tormenta. Esta fe les brinda un sentido de propósito y dirección, un recordatorio constante de que hay algo por lo que vale la pena luchar, algo más allá del dolor o la dificultad momentánea.

La fe en Dios ofrece consuelo y esperanza, sugiriendo que hay un plan mayor o una razón detrás de las pruebas que enfrentamos. Esta perspectiva puede hacer que los desafíos parezcan menos abrumadores, ya que se perciben como parte de un proceso de crecimiento o aprendizaje diseñado por una inteligencia mayor.

Para aquellos que encuentran su fe en su fortaleza interna, este convencimiento proporciona un poderoso recordatorio de sus propias capacidades y recursos, reafirmando su habilidad para navegar por las adversidades.

La fe proporciona una fuente de motivación

Esta fe proporciona también una fuente de motivación intrínseca. En momentos de duda o desesperanza, recordar que se tiene fe en algo más grande puede reavivar el impulso para seguir adelante. Esta motivación se alimenta de la creencia de que, a pesar de las apariencias, hay una salida, una solución o un alivio en el horizonte. La fe actúa, por lo tanto, como un motor que impulsa a la acción, incluso cuando el camino es incierto.

Además, la fe fomenta una comunidad de apoyo. Compartir una creencia común en la fortaleza divina o en la resiliencia humana puede unir a las personas, proporcionando una red de apoyo emocional que es vital en tiempos difíciles. Esta comunidad no solo ofrece consuelo y comprensión, sino que también puede ser una fuente de inspiración y aliento, recordándonos que no estamos solos en nuestra lucha.

En conclusión, la fe es un pilar fundamental para desarrollar y mantener la resiliencia emocional. Proporciona la esperanza, la fuerza y el sentido de propósito necesarios para enfrentar las adversidades de la vida. Al cultivar una fe profunda, ya sea en una entidad superior o en nuestra propia capacidad de resistencia, nos equipamos con una herramienta invaluable para navegar por los desafíos de la vida con gracia y determinación.

La fe nos proporciona una lente a través de la cual podemos ver las dificultades no como finales inamovibles, sino como oportunidades para el crecimiento y la transformación personal. Esta perspectiva es vital para iniciar cualquier proceso de sanación, ya que permite que el individuo se mueva a través del dolor o la enfermedad con un sentido de propósito y esperanza.

Además, la fe en la sanación misma puede ser un poderoso motivador para seguir adelante con tratamientos y prácticas saludables. Creer en la posibilidad de recuperación o mejora estimula la adherencia a los regímenes terapéuticos, ya sean estos médicos, alternativos o una combinación de ambos.

Este compromiso y participación activa en el propio proceso de sanación son esenciales para lograr resultados positivos.

La fe también fomenta una actitud de apertura hacia nuevas experiencias y modalidades de sanación. Al mantener una mente abierta, impulsada por la fe en la posibilidad de encontrar alivio o curación, las personas pueden explorar una amplia gama de recursos sanadores, desde las prácticas médicas convencionales hasta las terapias alternativas y holísticas.

Esta exploración puede llevar no solo a soluciones efectivas para problemas de salud específicos, sino también a un mayor bienestar integral.

En un nivel más profundo, la fe conecta al individuo con una sensación de pertenencia y propósito dentro de un contexto más amplio, ya sea este una comunidad de fe, la humanidad en general, o el cosmos.

Esta conexión trascendente puede proporcionar consuelo, fuerza y una sensación de paz interior, elementos cruciales para superar momentos de crisis y para la sanación emocional y espiritual.

En última instancia, la fe actúa como el suelo fértil del cual puede brotar la sanación. Ofrece un marco de esperanza y fortaleza, nutre la resiliencia y la perseverancia, y abre el corazón y la mente a las infinitas posibilidades de recuperación y renovación.

Al cultivar la fe como fundamento, los individuos pueden embarcarse en sus viajes de sanación con una base sólida de confianza y optimismo, esenciales para cualquier proceso de recuperación.

Capítulo 3:
La Gratitud

La gratitud, más que una mera cortesía o una respuesta social aprendida, es una poderosa fuerza emocional y psicológica que puede transformar nuestra percepción de la vida, enriquecer nuestras relaciones y fortalecer nuestra salud mental y física.

Este sentimiento de reconocimiento y apreciación por lo que se tiene o se recibe, ya sean bienes materiales, experiencias vitales o gestos de bondad, va más allá de una simple reacción momentánea para convertirse en una postura vital que puede traer profundos beneficios a nuestra existencia.

Primordialmente, la gratitud nos ayuda a centrar nuestra atención en lo positivo, cambiando el enfoque de lo que nos falta a lo que ya poseemos.

En un mundo donde la aspiración y el deseo constantes pueden llevarnos a la insatisfacción crónica, adoptar una actitud de gratitud nos abre los ojos a las abundancias presentes en nuestra vida diaria, muchas veces ignoradas o subestimadas. Este cambio de perspectiva puede reducir significativamente los sentimientos de envidia y frustración, fomentando en su lugar la alegría y la satisfacción.

Desde el punto de vista de las relaciones interpersonales, la gratitud tiene el poder de fortalecer los lazos afectivos y sociales. Al expresar aprecio hacia los demás, no solo estamos reconociendo su valor y esfuerzo, sino que también estamos incentivando una dinámica de generosidad y reciprocidad.

Esta expresión de agradecimiento puede mejorar la comunicación, aumentar la confianza mutua y profundizar el sentido de conexión y pertenencia.

Así, la gratitud se convierte en un elemento cohesionador esencial dentro de las comunidades, promoviendo la cooperación y el apoyo mutuo.

La gratitud y nuestra salud mental

La práctica de la gratitud también tiene implicaciones significativas para nuestra salud mental. Estudios han demostrado que las personas que regularmente reconocen y agradecen las buenas cosas en su vida tienden a experimentar niveles más bajos de estrés y depresión.

La relación entre la gratitud y la salud mental es profunda y multifacética, revelando cómo una práctica aparentemente sencilla puede tener un impacto significativo en nuestro bienestar emocional y psicológico.

La capacidad de reconocer y valorar las experiencias positivas, no solo en momentos de alegría sino también en tiempos de dificultad, contribuye a una perspectiva más equilibrada y optimista de la vida. Esta actitud, a su vez, fortalece nuestra resiliencia mental y reduce la susceptibilidad a estados negativos como el estrés y la depresión.

La gratitud actúa sobre nuestra salud mental de varias maneras cruciales. Primero, al enfocarnos en lo que agradecemos, reorientamos nuestra atención de las preocupaciones y problemas hacia aspectos positivos de nuestra existencia.

Este cambio de enfoque puede disminuir la tendencia a rumiar sobre situaciones estresantes o negativas, un patrón de pensamiento que está estrechamente asociado con el desarrollo y mantenimiento de la depresión. Al cultivar una mentalidad de gratitud, fomentamos un ciclo de pensamientos positivos que puede mejorar nuestra autoestima y reducir los sentimientos de inutilidad o desesperanza.

Además, la práctica de la gratitud puede mejorar la calidad de nuestras relaciones interpersonales, lo cual es fundamental para nuestro bienestar emocional. Sentirse apreciado y valorar a los demás puede fortalecer los lazos sociales, proporcionando un sentido de conexión y apoyo que es vital para la salud mental. Las relaciones positivas actúan como un amortiguador contra el estrés y ofrecen una red de soporte en momentos de necesidad, reduciendo así los sentimientos de soledad y aislamiento que a menudo acompañan a la depresión.

La gratitud también promueve una mayor presencia y conciencia en el momento presente, ayudándonos a apreciar la vida tal como es, en lugar de como quisiéramos que fuera.

Esta aceptación puede aliviar la ansiedad que surge de preocuparse por el futuro o lamentarse por el pasado, invitándonos a encontrar alegría y satisfacción en el aquí y ahora. Esta actitud de plena conciencia puede tener efectos terapéuticos, aliviando el estrés y contribuyendo a una sensación general de paz interior.

Investigaciones han encontrado que incluso pequeñas prácticas de gratitud, como llevar un diario de agradecimientos o simplemente tomarse un momento cada día para reflexionar sobre lo que se agradece, pueden conducir a mejoras significativas en la salud mental.

Estas actividades fomentan un patrón de pensamiento positivo, incrementan el optimismo y pueden incluso alterar positivamente nuestra química cerebral, reduciendo los síntomas de trastornos mentales como la depresión.

Al integrar la gratitud en nuestra vida cotidiana, podemos cultivar una mayor resiliencia emocional, fomentar relaciones más ricas y satisfactorias, y vivir con un sentido renovado de alegría y satisfacción. La gratitud, por tanto, se convierte en una piedra angular para construir una vida mentalmente saludable y plena.

La integración de la gratitud en la vida cotidiana no es solo un ejercicio de reflexión pasajera, sino una práctica consciente y deliberada que puede remodelar nuestro enfoque hacia la vida, nuestras relaciones y nosotros mismos.

Este hábito, cuando se cultiva consistentemente, tiene el poder de transformar nuestra experiencia diaria, permitiéndonos acceder a un bienestar emocional y mental más profundo y sostenido.

Una mayor resiliencia emocional, uno de los beneficios clave de la gratitud, nos capacita para manejar las adversidades de la vida con mayor equilibrio y fortaleza. La resiliencia no implica la ausencia de dificultades, sino la habilidad de enfrentarlas, aprender de ellas y seguir adelante.

La gratitud nos enseña a buscar y encontrar lo positivo en medio de las situaciones adversas, lo que no solo nos ayuda a sobrellevar los momentos difíciles sino también a extraer lecciones valiosas de estas experiencias.

Al reconocer los aspectos por los cuales podemos estar agradecidos, incluso en circunstancias desafiantes, fortalecemos nuestra capacidad de adaptación y crecimiento personal.

En el ámbito de las relaciones interpersonales, la gratitud actúa como un catalizador para la profundización de los vínculos. Al expresar aprecio hacia los demás y reconocer su impacto en nuestras vidas, fomentamos un ambiente de reciprocidad y respeto mutuo.

Este reconocimiento no solo enriquece nuestras conexiones existentes, sino que también puede abrir las puertas a nuevas amistades y colaboraciones, basadas en la autenticidad y el reconocimiento mutuo.

Las relaciones fortalecidas por la gratitud son, a menudo, más sólidas y satisfactorias, proporcionando un soporte emocional vital que contribuye significativamente a nuestro bienestar general.

Vivir con un sentido renovado de alegría y satisfacción es otro de los regalos de la gratitud. Al centrarnos en lo que tenemos, en lugar de lo que nos falta, cultivamos una actitud de contentamiento que impregna todos los aspectos de nuestra existencia.

Esta alegría no depende de circunstancias externas, sino que brota de una apreciación genuina por las bendiciones cotidianas, grandes y pequeñas. Este enfoque nos permite experimentar la vida con una sensación de maravilla y apreciación, elevando nuestra calidad de vida y nuestro estado de ánimo.

En última instancia, la gratitud es mucho más que un simple sentimiento; es una filosofía de vida que puede guiarnos hacia una existencia más rica, plena y emocionalmente saludable.

Al adoptar y practicar la gratitud de manera consciente, nos abrimos a una transformación personal que mejora nuestra resiliencia, enriquece nuestras relaciones y nos llena de una profunda satisfacción y alegría. Este enfoque agradecido hacia la vida nos permite no solo superar los desafíos con gracia sino también celebrar cada momento con un corazón lleno y agradecido.

Esto se debe a que la gratitud puede actuar como un antídoto natural contra las emociones negativas, generando un estado de bienestar y contentamiento que contrarresta la tendencia humana a concentrarse en los aspectos negativos.

La gratitud, en su esencia, es una poderosa herramienta emocional que nos permite redirigir nuestra atención de lo negativo a lo positivo, de lo que carecemos a lo que poseemos. Esta capacidad de enfocarse en las bendiciones y los aspectos valiosos de nuestra vida es crucial para contrarrestar la tendencia humana natural hacia el sesgo negativo, es decir, nuestra propensión a prestar más atención y dar mayor peso a las experiencias negativas sobre las positivas. Al practicar la gratitud, no solo desafiamos este sesgo, sino que también cultivamos un estado de bienestar y contentamiento que enriquece nuestra experiencia vital.

La gratitud como antídoto contra las emociones negativas funciona a varios niveles. Primero, al reconocer activamente lo que agradecemos, cambiamos el enfoque de nuestra mente, alejándonos de pensamientos y emociones como la envidia, el resentimiento o la frustración.

Este reenfoque no solo mejora nuestro estado de ánimo en el momento presente, sino que también puede tener un efecto duradero en nuestra disposición general hacia la vida, promoviendo una actitud más optimista y esperanzada.

Además, la práctica de la gratitud estimula la liberación de neurotransmisores positivos en el cerebro, como la serotonina y la dopamina, que son esenciales para sentirnos bien. Este efecto biológico proporciona una base sólida para el bienestar emocional, ayudando a reducir el estrés, la ansiedad y los síntomas de la depresión.

Al cultivar sentimientos de gratitud, literalmente estamos mejorando nuestra salud mental desde el interior, utilizando nuestro propio cuerpo y mente como una fuente de sanación.

La gratitud también nos ayuda a construir y fortalecer nuestras relaciones con los demás. Al expresar aprecio hacia las personas en nuestras vidas, no solo mejoramos la calidad de estas relaciones, sino que también creamos un entorno más positivo y solidario a nuestro alrededor.

Esta red de apoyo social es vital para nuestro bienestar emocional, proporcionando un colchón contra las adversidades y reforzando nuestro sentido de conexión y pertenencia.

Finalmente, la gratitud amplía nuestra percepción, permitiéndonos apreciar la complejidad y la riqueza de la vida más allá de nuestras preocupaciones inmediatas. Al abrirnos a la maravilla y la belleza del mundo que nos rodea, somos capaces de trascender las circunstancias difíciles, encontrando alegría y significado incluso en los desafíos.

Además, al fomentar una visión más positiva de la vida, la gratitud puede ser una fuente de resiliencia frente a las adversidades, ayudando a las personas a encontrar sentido y esperanza en situaciones difíciles.

Cultivar una actitud de gratitud

En términos de salud física, cultivar una actitud de gratitud puede tener efectos beneficiosos sorprendentes. La práctica habitual de la gratitud ha sido asociada con una mejora en la calidad del sueño, una reducción en la presión arterial y una mayor resistencia al dolor.

Estos beneficios se atribuyen tanto a la disminución del estrés psicológico como a una mayor tendencia a cuidar mejor de la salud a través de hábitos positivos, como la alimentación saludable y el ejercicio regular, promovidos por una actitud agradecida hacia el propio cuerpo y la vida en general.

Cultivar la gratitud, entonces, no solo mejora nuestra calidad de vida en el presente, sino que también sienta las bases para un futuro más pleno y satisfactorio.

Al reconocer y apreciar las bendiciones que ya forman parte de nuestra experiencia, nos abrimos a recibir aún más, no porque busquemos una recompensa, sino porque hemos aprendido a ver y valorar la riqueza de nuestro mundo con mayor claridad.

Cultivar la gratitud es un proceso que enriquece nuestra existencia de manera profunda y duradera. Esta práctica no solo nos permite disfrutar y valorar plenamente el momento presente, sino que también prepara el terreno para vivir un futuro lleno de satisfacción y plenitud.

La gratitud nos enseña a enfocar nuestra atención en lo positivo de nuestra vida, reconociendo las bendiciones, tanto grandes como pequeñas, que nos rodean cada día. Este hábito de apreciación continua abre nuestro corazón y nuestra mente a la abundancia del universo, permitiéndonos experimentar una mayor felicidad y contentamiento.

Al adoptar una actitud de gratitud, comenzamos a notar y agradecer las experiencias y personas que enriquecen nuestra vida, lo que a su vez puede aumentar nuestra capacidad de atraer experiencias positivas en el futuro.

Esta no es una cuestión de magia o de un intercambio cósmico, sino el resultado natural de adoptar una perspectiva que valora y busca lo bueno en cada situación.

Al estar más abiertos y receptivos, nos volvemos más propensos a notar oportunidades y bellezas que antes podríamos haber pasado por alto, ampliando así nuestras posibilidades de crecimiento y felicidad.

Además, la gratitud fortalece nuestras relaciones interpersonales. Al expresar sinceramente nuestro agradecimiento a aquellos que nos rodean, nutrimos y profundizamos nuestros vínculos con ellos. Esta reciprocidad de aprecio y reconocimiento crea una red de apoyo emocional sólida y enriquecedora, vital para nuestro bienestar a largo plazo.

Estas relaciones fortalecidas actúan como un cimiento sobre el cual podemos construir un futuro más conectado y satisfactorio, tanto para nosotros mismos como para las personas que valoramos.

La gratitud también promueve la resiliencia. Al enfocarnos en lo que tenemos en lugar de lo que nos falta, desarrollamos una mayor capacidad para enfrentar desafíos y adversidades.

Esta fortaleza interna, cultivada a través de la práctica constante de la gratitud, nos prepara para navegar las incertidumbres del futuro con mayor confianza y optimismo. Nos enseña a encontrar luz incluso en los momentos más oscuros, asegurando que podemos mantener una actitud positiva ante la vida, independientemente de las circunstancias.

Cultivar la gratitud es un camino hacia una existencia más rica y significativa. Al aprender a apreciar y valorar la belleza y la bondad que nos rodea, transformamos nuestra relación con el mundo y con nosotros mismos.

Esta transformación no solo mejora nuestra calidad de vida en el presente, sino que también sienta las bases para un futuro repleto de alegría, conexión y satisfacción. La gratitud, por lo tanto, es mucho más que un simple ejercicio; es una filosofía de vida que nos invita a vivir con un corazón agradecido y una visión clara de la inmensa riqueza de nuestra existencia.

La gratitud, en este sentido, es tanto un regalo que recibimos como uno que ofrecemos al mundo, un ciclo virtuoso de reconocimiento y aprecio que enriquece tanto a quien da como a quien recibe.

Importancia de las Prácticas Diarias de Gratitud

Las prácticas diarias de gratitud juegan un papel fundamental en nuestro bienestar emocional, mental y físico. Al dedicar tiempo cada día para reflexionar sobre las cosas por las que estamos agradecidos, cultivamos una mentalidad positiva que puede tener efectos profundos en nuestra vida.

En primer lugar, estas prácticas nos ayudan a cambiar nuestro enfoque de lo que nos falta a lo que ya tenemos. Muchas veces, nos centramos en lo que nos falta o en los problemas que enfrentamos, lo que puede generar sentimientos de insatisfacción y ansiedad.

Al practicar la gratitud, aprendemos a valorar lo que tenemos y a encontrar alegría en las pequeñas cosas de la vida.

Además, las prácticas diarias de gratitud fomentan la resiliencia emocional al ayudarnos a mantener una perspectiva positiva frente a las dificultades.

Nos recuerdan que incluso en los momentos más difíciles, siempre hay algo por lo que estar agradecidos, ya sea el apoyo de un ser querido, una experiencia de aprendizaje o simplemente el hecho de estar vivos.

Estas prácticas también tienen un impacto significativo en nuestra salud mental. Numerosos estudios han demostrado que la gratitud está asociada con niveles más bajos de depresión, ansiedad y estrés.

Al centrarnos en lo positivo en lugar de lo negativo, fortalecemos nuestra salud mental y aumentamos nuestra capacidad para enfrentar los desafíos de la vida.

Además, las prácticas diarias de gratitud mejoran nuestras relaciones interpersonales. Expresar gratitud hacia los demás fortalece los vínculos emocionales y fomenta sentimientos de conexión y aprecio mutuo. Cuando reconocemos y valoramos las contribuciones de los demás a nuestras vidas, fortalecemos nuestras relaciones y creamos un entorno de apoyo y camaradería.

Por último, las prácticas diarias de gratitud nos ayudan a vivir en el presente y a saborear el momento. Al enfocarnos en las cosas buenas que ya tenemos, cultivamos una sensación de plenitud y satisfacción en nuestras vidas. Esto nos ayuda a disfrutar más del presente y a experimentar una mayor sensación de bienestar en general.

El Impacto de la Gratitud en la Salud

Discutir investigaciones que muestran cómo la gratitud beneficia la salud mental y física.

Numerosos estudios científicos han explorado el impacto de la gratitud en la salud, revelando efectos significativos tanto en el bienestar mental como físico. Estas investigaciones sugieren que la práctica de la gratitud puede ser una herramienta poderosa para mejorar la calidad de vida, disminuir el estrés y promover una mayor felicidad y satisfacción general.

En el ámbito de la salud mental, la gratitud ha sido asociada con una reducción de síntomas de ansiedad y depresión.

Un estudio publicado en el "Journal of Personality and Social Psychology" encontró que escribir cartas de gratitud resultaba en una mejora significativa del bienestar psicológico en comparación con escribir sobre experiencias negativas o neutrales.

Este efecto se atribuye a la capacidad de la gratitud para cambiar el enfoque de atención de las preocupaciones y problemas hacia los aspectos positivos de la vida, generando un estado de contentamiento y satisfacción.

Además, la gratitud puede mejorar la calidad del sueño, un factor crucial para la salud mental. Un estudio en el "Journal of Psychosomatic Research" demostró que las personas que llevaban un diario de gratitud antes de dormir reportaban una mejor calidad de sueño, atribuido a la menor prevalencia de pensamientos negativos y preocupaciones que suelen interferir con el descanso nocturno.

Desde una perspectiva física, la práctica de la gratitud ha demostrado tener efectos beneficiosos sobre la salud cardiovascular. Investigaciones indican que sentir y expresar gratitud puede reducir la presión arterial, un factor de riesgo clave para enfermedades cardíacas.

Desde una perspectiva física, la práctica de la gratitud ha demostrado tener efectos beneficiosos sobre la salud cardiovascular. Investigaciones indican que sentir y expresar gratitud puede reducir la presión arterial, un factor de riesgo clave para enfermedades cardíacas.

La conexión entre la gratitud y la salud cardiovascular se basa en una serie de estudios científicos que han investigado los efectos de las emociones positivas en el cuerpo. La gratitud, al igual que otras emociones positivas como la felicidad y la alegría, puede influir en la salud física de varias maneras.

Uno de los mecanismos detrás de este fenómeno es el impacto de la gratitud en el sistema nervioso autónomo, que regula funciones corporales como la presión arterial y la frecuencia cardíaca.

Cuando experimentamos sentimientos de gratitud, el sistema nervioso autónomo tiende a favorecer la respuesta de relajación del cuerpo, conocida como respuesta de "descanso y digestión". Esto puede conducir a una disminución de la presión arterial y una reducción del estrés en el sistema cardiovascular.

Además, la gratitud se ha asociado con la reducción de la inflamación en el cuerpo, otro factor importante en la salud cardiovascular. La inflamación crónica puede dañar las arterias y aumentar el riesgo de enfermedades cardíacas. Al cultivar sentimientos de gratitud, podemos ayudar a reducir la inflamación en el cuerpo y proteger la salud del corazón.

Otro aspecto relevante es cómo la gratitud puede influir en el estilo de vida. Las personas que practican la gratitud tienden a cuidar más de su salud en general, adoptando hábitos saludables como una alimentación equilibrada, la práctica regular de ejercicio físico y la gestión del estrés. Estos comportamientos también contribuyen a mantener la salud cardiovascular y reducir el riesgo de enfermedades cardíacas.

Las personas que practican la gratitud exhiben niveles más bajos de inflamación y mejores marcadores de salud cardíaca.

La práctica de la gratitud no solo tiene efectos positivos en el bienestar mental y emocional, sino que también puede influir en la salud física de las personas. Varios estudios han demostrado que aquellos que cultivan la gratitud tienden a exhibir niveles más bajos de inflamación y mejores marcadores de salud cardíaca en comparación con aquellos que no lo hacen.

La inflamación crónica en el cuerpo está vinculada a una serie de problemas de salud, incluidas las enfermedades cardíacas. Cuando el sistema inmunológico responde constantemente a estímulos inflamatorios, puede causar daño a los tejidos y órganos, incluido el corazón. La gratitud, al parecer, tiene la capacidad de reducir esta inflamación crónica.

Un estudio realizado por investigadores de la Universidad de California, Davis, encontró que las personas que mantienen un diario de gratitud durante dos semanas mostraron una reducción significativa en los niveles de moléculas inflamatorias en comparación con aquellos que no lo hicieron.

Esta disminución en la inflamación podría explicar, al menos en parte, por qué los practicantes de la gratitud tienen una mejor salud cardíaca.

Además, se ha observado que las personas que expresan gratitud con regularidad tienden a adoptar comportamientos más saludables, como dormir mejor, hacer ejercicio con más frecuencia y llevar una dieta más equilibrada. Estos hábitos también están asociados con una menor incidencia de enfermedades cardíacas y otros problemas de salud.

La conexión entre la gratitud y la salud del corazón también puede estar relacionada con el efecto positivo que tiene en el manejo del estrés.

El estrés crónico puede tener un impacto negativo en el sistema cardiovascular, aumentando la presión arterial y contribuyendo al desarrollo de enfermedades cardíacas. Al cultivar sentimientos de gratitud, las personas pueden reducir su nivel de estrés percibido y mejorar su capacidad para hacer frente a las tensiones de la vida diaria.

**La gratitud también puede influir positiva-
mente en el sistema inmunológico.**

Estudios sugieren que las emociones positivas genera-
das por la gratitud pueden fortalecer la respuesta inmune, haciendo a las personas menos susceptibles a
enfermedades y promoviendo una recuperación más
rápida de condiciones médicas.

Estos hallazgos subrayan el poder de la gratitud como
una intervención no farmacológica que puede mejorar
significativamente la salud física y mental.

Al cultivar una actitud de gratitud, las personas no
solo enriquecen su experiencia de vida diaria, sino que
también adoptan un estilo de vida más saludable. La
gratitud, por lo tanto, emerge no solo como una práctica espiritual o emocional, sino como un componente
esencial de un enfoque holístico para el bienestar y la
salud.

Superar el Negativismo a través de la Gratitud

Ofrecer estrategias para reemplazar pensamientos y patrones negativos con apreciación y gratitud.

Superar el negativismo y transformarlo en una perspectiva positiva a través de la gratitud es una estrategia poderosa para mejorar nuestra calidad de vida y bienestar emocional. La práctica consciente de la gratitud puede ayudarnos a reprogramar nuestra mente para reconocer y apreciar las bondades de nuestra vida, mitigando así la tendencia hacia pensamientos y patrones negativos. A continuación, se presentan varias estrategias efectivas para fomentar esta transformación:

1. Diario de Gratitud

Una técnica comprobada para aumentar la gratitud es mantener un diario donde anotemos diariamente las cosas por las que estamos agradecidos. Esta práctica nos obliga a reflexionar sobre los aspectos positivos de nuestro día, por pequeños que sean, lo que gradualmente cambia nuestro enfoque de lo que nos falta a lo que tenemos.

El Diario de Gratitud es una herramienta simple pero profundamente efectiva para fomentar una actitud de aprecio y reconocimiento en nuestra vida cotidiana.

Al dedicar unos momentos cada día para escribir sobre las experiencias, personas o situaciones por las cuales estamos agradecidos, iniciamos un proceso de transformación interior que modifica nuestra percepción del mundo y de nosotros mismos. Este ejercicio nos enseña a identificar y valorar las bendiciones que frecuentemente damos por sentado, desde un gesto amable de un amigo hasta la belleza de un atardecer.

La constancia en esta práctica amplifica sus beneficios. Al hacer del Diario de Gratitud una rutina diaria, se refuerza el hábito de buscar activamente lo positivo en nuestras vidas. Este enfoque no solo mejora nuestro estado de ánimo a corto plazo, sino que también contribuye a construir una disposición más optimista y contenta a largo plazo.

La repetición de este acto de reconocimiento nos ayuda a reprogramar nuestra mente, reduciendo la inclinación natural hacia el negativismo y aumentando nuestra capacidad para apreciar la abundancia de nuestro entorno.

Además, el Diario de Gratitud puede servir como un recurso valioso en momentos de desánimo o tristeza, recordándonos las muchas razones que tenemos para sentirnos esperanzados y felices. Al revisar las entradas pasadas, podemos reavivar sentimientos de gratitud y reconectar con los aspectos de nuestra vida que nos traen alegría y satisfacción.

La consistencia es clave; dedicar unos momentos cada noche para reflexionar sobre tres cosas por las que estamos agradecidos puede tener un impacto significativo en nuestra percepción general de la vida.

2. Meditación de Gratitud

La meditación centrada en la gratitud es otra herramienta útil. Consiste en dedicar un tiempo tranquilo para centrarse mentalmente en las personas, experiencias o cosas que nos inspiran gratitud. Durante la meditación, podemos profundizar en el sentimiento de aprecio, permitiendo que llene nuestra conciencia y reemplace los pensamientos negativos.

La meditación de gratitud representa una práctica espiritual y psicológica que nos sumerge en el estado de apreciación y reconocimiento profundo hacia todo lo que enriquece nuestra existencia.

Al dedicar momentos específicos para concentrarnos en aquello por lo que estamos agradecidos, esta forma de meditación nos ayuda a cultivar un espacio interior de paz y positividad, contrastando con el ajetreo y las preocupaciones cotidianas. Al enfocar nuestra mente en las fuentes de gratitud, desde las más significativas hasta las más cotidianas, generamos un cambio sustancial en nuestra actitud general hacia la vida.

Este proceso de focalización consciente tiene el poder de transformar nuestra percepción, disminuyendo la prevalencia de pensamientos y emociones negativas que a menudo ocupan nuestra mente.

Al sumergirnos en este estado meditativo, no solo reconocemos la belleza y el valor de nuestro entorno y relaciones, sino que también facilitamos un encuentro más profundo con nuestro ser interior. La meditación de gratitud nos enseña a valorar el presente, a vivir con plenitud cada momento y a abrazar nuestras experiencias con un corazón agradecido.

Al practicar regularmente, esta meditación se convierte en un hábito que fortalece nuestra resiliencia emocional y nuestra capacidad para enfrentar la vida con una actitud más optimista y abierta.

En definitiva, la meditación de gratitud no solo enriquece nuestra jornada diaria con momentos de serenidad y contentamiento, sino que también sienta las bases para una transformación más amplia y profunda de nuestra experiencia vital.

3. Expresión de Agradecimiento

Hacer un esfuerzo consciente para expresar gratitud a los demás puede reforzar nuestras relaciones y al mismo tiempo mejorar nuestro estado de ánimo. Esto puede ser tan simple como dar las gracias de manera más frecuente, enviar una nota de agradecimiento, o compartir nuestro aprecio con amigos y familiares de manera verbal o escrita.

La expresión de agradecimiento es una poderosa herramienta de conexión humana que tiene el potencial de transformar nuestras interacciones cotidianas en momentos significativos de reconocimiento y valoración mutua.

Al hacer el esfuerzo consciente de expresar nuestra gratitud hacia los demás, no solo estamos reconociendo su contribución a nuestra vida, sino que también estamos fortaleciendo los lazos que nos unen a ellos. Este acto de compartir aprecio puede profundizar las relaciones, generando un ambiente de respeto, apoyo y cariño mutuo.

Además, expresar gratitud activamente tiene un efecto positivo en nuestro propio bienestar emocional. Este gesto de apreciación hacia los demás actúa como un recordatorio de las riquezas presentes en nuestras vidas, ayudando a disminuir sentimientos de envidia, resentimiento o insatisfacción.

Cada vez que agradecemos a alguien, reafirmamos la importancia de las relaciones y experiencias positivas, lo cual contribuye a una perspectiva de vida más optimista y contenta.

Asimismo, la práctica de compartir nuestro agradecimiento puede inspirar a otros a adoptar una actitud similar, creando una cadena de positividad que se extiende más allá de nuestras interacciones inmediatas. Al dar las gracias, enviar notas de agradecimiento o simplemente verbalizar nuestro aprecio, estamos contribuyendo a una cultura de gratitud que enriquece nuestra comunidad y ambiente social.

En conclusión, la expresión de agradecimiento es mucho más que una mera formalidad; es un acto de bondad que enriquece tanto a quien lo ofrece como a quien lo recibe, reforzando nuestras relaciones y mejorando nuestro estado de ánimo. Cultivar y expresar gratitud de manera consciente es, por tanto, un camino hacia una vida más feliz y armoniosa.

Estos actos de bondad no solo alegran el día de otra persona, sino que también refuerzan nuestra propia sensación de gratitud.

4. Buscar lo Positivo en Situaciones Desafiantes

Intentar encontrar algo positivo en cada situación, incluso en las adversidades, puede ser tremendamente efectivo para cultivar la gratitud. Esta práctica nos ayuda a ver los desafíos como oportunidades de aprendizaje y crecimiento, enfocándonos en lo que podemos ganar en lugar de lo que podemos perder.

Buscar lo positivo en situaciones desafiantes es una práctica resiliente que fomenta una actitud de gratitud y optimismo frente a la adversidad.

Esta estrategia no solo mejora nuestra capacidad para manejar situaciones difíciles, sino que también transforma nuestra perspectiva sobre los obstáculos, viéndolos como catalizadores para el desarrollo personal y el enriquecimiento de nuestra experiencia vital.

Al enfocarnos en los aspectos positivos que pueden surgir de las circunstancias adversas, como las lecciones aprendidas, la fortaleza interna descubierta o las nuevas oportunidades que se presentan, cultivamos una mentalidad de gratitud que valora el crecimiento y el aprendizaje por encima del mero resultado de los eventos.

Esta actitud no minimiza el dolor o la dificultad inherentes a los desafíos, sino que ofrece una forma más constructiva y esperanzadora de enfrentarlos. Reconocer y apreciar los aspectos positivos en medio de la adversidad nos permite mantener un equilibrio emocional más saludable, reduciendo la incidencia de emociones negativas como la desesperación o el resentimiento.

Además, esta práctica promueve una mayor adaptabilidad y flexibilidad mental, preparándonos para afrontar futuras adversidades con mayor serenidad y confianza.

En última instancia, buscar lo positivo en situaciones desafiantes nos enseña a vivir con una mayor apreciación por las complejidades de la vida, reconociendo que incluso en los momentos más oscuros, hay destellos de luz que pueden guiarnos hacia un camino de crecimiento, resiliencia y gratitud profunda.

5. Rituales de Gratitud en Familia

o con Amigos

Compartir momentos de gratitud con seres queridos puede fortalecer los lazos afectivos y crear una atmósfera positiva. Por ejemplo, establecer una rutina donde cada miembro de la familia comparte algo por lo que está agradecido durante la cena puede promover un ambiente hogareño más positivo y unido.

Los rituales de gratitud compartidos con familiares o amigos son una excelente manera de cultivar relaciones más profundas y significativas, reforzando el tejido de apoyo emocional que nos sostiene.

Establecer momentos para expresar agradecimiento mutuo, como durante las comidas en familia, no solo enriquece las interacciones cotidianas, sino que también instaura una cultura de reconocimiento y valoración entre sus miembros.

Esta práctica fomenta la comunicación abierta y positiva, permitiendo que cada persona se sienta vista, escuchada y apreciada por las contribuciones que hace a la vida de los demás.

Además, involucrar a amigos y familia en rituales de gratitud tiene el potencial de transformar la atmósfera general del hogar o del grupo, infundiendo un sentido de unidad y cohesión. Al centrarse en lo positivo y compartirlo con los demás, se generan vibraciones positivas que pueden aliviar tensiones, resolver conflictos de manera más armónica y crear un entorno más acogedor y cálido para todos.

Este tipo de prácticas también sirve como modelo para niños y jóvenes, enseñándoles el valor de la gratitud y la importancia de expresar aprecio por los demás. Al hacer de la gratitud una costumbre familiar o grupal, se sientan las bases para el desarrollo de individuos más empáticos, considerados y conscientes de la importancia de las relaciones humanas en su bienestar general.

6. Reconocimiento del Presente

Practicar la gratitud también implica vivir plenamente en el presente, apreciando la belleza y las oportunidades que cada momento ofrece. Esto significa alejar nuestra atención de preocupaciones pasadas o futuras para concentrarnos en el aquí y ahora.

Practicar la gratitud enfocándose en el presente es una poderosa forma de cultivar la conciencia y apreciación por el momento actual, un principio fundamental de la mindfulness o atención plena. Al dirigir nuestra atención a las experiencias, personas y situaciones que nos rodean en el aquí y ahora, somos capaces de apreciar la riqueza y la belleza de la vida cotidiana que a menudo pasamos por alto.

Este reconocimiento del presente nos ayuda a liberarnos de la carga de los remordimientos del pasado y las ansiedades del futuro, permitiéndonos vivir más plenamente y con mayor satisfacción.

Concentrarse en el presente a través de la gratitud también fomenta un estado de bienestar emocional al reducir el estrés y promover sentimientos de paz y contentamiento. Cuando nos enfocamos en las bendiciones y oportunidades actuales, nuestra mente se despeja de distracciones negativas, lo que permite una experiencia más rica y conectada de la vida.

Este enfoque presente y agradecido nos equipa para enfrentar desafíos con una perspectiva más equilibrada y optimista, mejorando nuestra capacidad para tomar decisiones conscientes y cultivar relaciones más significativas.

Integrar la gratitud en nuestra vida

Integrar la gratitud en nuestra vida no solo disminuye el negativismo, sino que también abre la puerta a una experiencia de vida más rica, más significativa y más satisfecha. A través de la gratitud, aprendemos a valorar nuestra vida y las personas que en ella habitan, transformando nuestra percepción del mundo de una manera profundamente positiva.

Integrar la gratitud en nuestra vida diaria es transformador. Esta práctica nos aleja del ciclo del negativismo y la insatisfacción, guiándonos hacia una percepción más enriquecedora y apreciativa de nuestra existencia.

La gratitud nos invita a reconocer el valor inherente en las pequeñas cosas, en las personas que nos rodean, y en las experiencias que conforman nuestro día a día. Al hacerlo, no solo cambiamos nuestra manera de interactuar con el mundo, sino que también fomentamos una mayor conexión con nosotros mismos y con los demás.

Este enfoque agradecido nos permite ver más allá de las dificultades momentáneas, identificando las oportunidades de aprendizaje y crecimiento que estas situaciones pueden ofrecer.

Asimismo, cultivar la gratitud nos ayuda a construir relaciones más profundas y significativas, ya que la expresión de aprecio y reconocimiento mutuo fortalece los lazos afectivos y promueve un ambiente de respeto y empatía.

En esencia, la gratitud nos enseña a vivir con una actitud de plenitud y satisfacción, independientemente de las circunstancias externas. Nos motiva a apreciar la vida en su totalidad, con sus altibajos, reconociendo que cada momento es un regalo que merece ser valorado. Al adoptar la gratitud como una forma de vida, abrimos nuestro corazón a una existencia más rica, llena de alegría, paz y satisfacción.

Historias de Transformación mediante la Gratitud:

Descubre cómo la gratitud ha transformado vidas en estas inspiradoras historias de transformación. Compartir testimonios de personas que han cambiado sus vidas a través de la gratitud.

Historia 1: El Renacer de Clara

Clara, una maestra de primaria de 42 años, enfrentaba una depresión severa tras el fallecimiento de su madre. Sentía que la oscuridad se había apoderado de su vida, hasta que un día, una colega le sugirió escribir un diario de gratitud.

Al principio, le pareció imposible encontrar algo por lo que estar agradecida, pero con el tiempo, comenzó a notar pequeñas alegrías: el sol que entraba por su ventana, la sonrisa de sus alumnos, un viejo amigo que la llamó por teléfono.

Meses después, Clara notó un cambio significativo en su perspectiva de vida. La gratitud le había dado un nuevo propósito, ayudándola a sanar y a encontrar belleza en el mundo nuevamente.

Historia 2: La Superación de Marco

Marcos, un joven emprendedor, enfrentaba el fracaso de su primer negocio. Abrumado por la deuda y el desánimo, consideró renunciar a sus sueños. Sin embargo, decidió comenzar a practicar la gratitud diariamente, enfocándose en las lecciones aprendidas y en el apoyo incondicional de su familia.

Esta actitud transformó su enfoque: en lugar de ver su situación como un fracaso, la vio como una oportunidad de crecimiento. Con renovado vigor, Marco lanzó un nuevo proyecto, esta vez con éxito, agradecido por la resiliencia y sabiduría ganadas.

Historia 3: El Viaje de Esperanza de Sofía

Sofía, diagnosticada con una enfermedad crónica, luchaba contra el dolor y la incertidumbre sobre su futuro. La gratitud llegó a su vida a través de un grupo de apoyo, donde aprendió a apreciar los momentos de alivio y las personas que la rodeaban.

Comenzó a llevar un diario de gratitud, anotando todo lo que le hacía sentir bien cada día, desde una llamada de un amigo hasta un día sin dolor. Esta práctica le permitió redescubrir la alegría y la esperanza, viendo su enfermedad no como un fin, sino como una parte de su viaje que la había hecho más fuerte y compasiva.

Cuando Sofía comenzó su diario de gratitud, lo hizo con cierta resistencia, dudando de cómo algo tan simple como anotar pensamientos positivos podría influir en su lucha diaria contra la enfermedad. Sin embargo, esta práctica pronto se convirtió en un ritual sagrado.

Cada noche, dedicaba unos momentos para reflexionar sobre su día, buscando conscientemente aquellos instantes de luz, por mínimos que fueran. Esta búsqueda diaria de gratitud transformó gradualmente su enfoque mental, desplazando la atención de su sufrimiento a las pequeñas victorias y placeres de cada día.

A medida que llenaba las páginas de su diario, Sofía se sorprendió al descubrir cuánto bien había en su vida, incluso en medio del dolor y la incertidumbre.

Una llamada inesperada de un amigo, una tarde soleada, la risa compartida con su familia, incluso la ausencia temporal del dolor se convirtió en fuentes de profundo agradecimiento. Esta nueva práctica le enseñó a valorar la vida de una manera más amplia y profunda, encontrando significado y belleza en situaciones que antes pasaba por alto.

Lo más importante es que el diario de gratitud le permitió a Sofía ver su enfermedad bajo una nueva luz. En lugar de considerarla únicamente como una fuente de sufrimiento, comenzó a entenderla como un elemento de su vida que, sorprendentemente, le había aportado valiosas lecciones.

Reconoció cómo su lucha la había hecho más empática hacia los demás, capaz de conectar con el dolor ajeno de manera más genuina. También se dio cuenta de que su enfermedad le había enseñado la importancia de vivir el momento presente, apreciando cada día bueno como un regalo precioso.

Esta redefinición de su experiencia no eliminó los desafíos físicos que Sofía enfrentaba, pero le otorgó una fortaleza emocional y mental renovada para enfrentarlos.

La gratitud le había dado no solo la capacidad de sobrellevar su enfermedad, sino también la determinación para vivir su vida con un sentido de propósito y alegría, a pesar de las circunstancias. Su diario de gratitud se convirtió en un testimonio de su viaje de transformación, un recordatorio tangible de que, incluso en las épocas más oscuras, hay siempre espacio para la gratitud, la esperanza y la compasión.

Historia 4: El Despertar de Antonio

Antonio, un ejecutivo de empresa, vivía atrapado en la rutina del trabajo, sintiéndose cada vez más desconectado de su familia y de sí mismo. La gratitud entró en su vida a través de un retiro de mindfulness, donde aprendió a apreciar el presente y a valorar las relaciones personales sobre los logros profesionales.

Adoptó la práctica de compartir expresiones de gratitud con su familia cada noche, lo que profundizó sus relaciones y le devolvió la alegría de vivir. Antonio transformó su vida, encontrando un equilibrio saludable entre el trabajo y el hogar, agradecido por cada momento compartido con sus seres queridos.

Estas historias reflejan cómo la gratitud puede ser un poderoso catalizador de cambio, capaz de transformar la adversidad en oportunidad, el dolor en fortaleza, y la rutina en apreciación por la vida.

Capítulo 4:
La Compasión

La compasión es una virtud que refleja la capacidad emocional profunda de entender y sentir genuinamente el sufrimiento de los demás, acompañada del deseo ferviente de aliviar, sanar y ayudar en su proceso de superación. Esta cualidad, intrínsecamente humana, trasciende el mero acto de simpatizar con el dolor ajeno, para convertirse en una fuerza activa que busca mitigar el sufrimiento a través de acciones concretas.

La compasión surge de reconocer de nuestra interconexión fundamental como seres humanos, impulsándonos a actuar con bondad y empatía hacia los demás, independientemente de nuestras diferencias.

En su esencia, la compasión se nutre del amor y la empatía. Es un sentimiento que nos conecta con los demás a un nivel profundo, permitiéndonos percibir y compartir sus emociones, aspiraciones y luchas.

La compasión, alimentada por el amor y la empatía, actúa como un puente emocional que nos une a los demás, facilitando una comprensión íntima y compartida de las experiencias humanas. Esta profunda conexión emocional surge del reconocimiento de nuestra vulnerabilidad común y de la capacidad innata para sentir lo que otros sienten, ver el mundo desde su perspectiva y experimentar, en cierta medida, sus dolores y alegrías como si fueran propios. La empatía, como componente esencial de la compasión, no es solo entender intelectualmente las situaciones de los demás, sino también sentir emocionalmente lo que ellos sienten, creando un lazo de solidaridad y cuidado mutuo.

Al nutrirse de amor, la compasión trasciende la mera preocupación pasajera por el bienestar ajeno, convirtiéndose en un compromiso activo para aliviar el sufrimiento y promover el bienestar.

El amor, en este contexto, se manifiesta como una fuerza generosa y desinteresada que busca el mejor interés de los demás, incluso a costa de sacrificios personales. Esta dimensión altruista de la compasión refleja la nobleza del espíritu humano y su capacidad para trascender el egoísmo en favor del bien común.

Esta conexión profunda que establece la compasión con los demás tiene efectos transformadores tanto para el individuo compasivo como para aquellos que reciben su compasión.

Para el individuo, practicar la compasión puede ser una fuente de satisfacción personal y crecimiento espiritual, al abrirse a las experiencias de los demás y responder con bondad. Este acto de dar y recibir compasión fortalece nuestra humanidad compartida y fomenta un sentido de pertenencia y comunidad.

Además, la compasión tiene el poder de sanar. Al compartir y aliviar el sufrimiento de los demás, se pueden crear espacios seguros donde las personas se sienten comprendidas y apoyadas, lo que es fundamental para el proceso de sanación emocional. La presencia compasiva de otro puede ser un recordatorio poderoso de que no estamos solos en nuestras luchas, ofreciendo consuelo y esperanza en momentos de necesidad.

Esta conexión emocional profunda nos impulsa a ofrecer nuestro apoyo, entendimiento y recursos para ayudar a aliviar el sufrimiento de otros. La práctica de la compasión implica una apertura del corazón y una voluntad de acercarse al dolor de los demás, en lugar de alejarse o ignorarlo.

La compasión tiene implicaciones significativas tanto para quien la ofrece como para quien la recibe. Para quien ofrece compasión, este acto puede ser una fuente de satisfacción y crecimiento personal. Practicar la compasión puede aumentar nuestra propia felicidad y bienestar, al reafirmar nuestro sentido de propósito y conexión con los demás.

Estudios han demostrado que actuar compasivamente activa circuitos cerebrales asociados con el placer y la recompensa, sugiriendo que la compasión es intrínsecamente gratificante. Además, cultivar una actitud compasiva puede mejorar nuestras relaciones, fortaleciendo los lazos comunitarios y fomentando un ambiente de apoyo mutuo y respeto.

Para quienes reciben compasión, el impacto puede ser profundamente transformador. La experiencia de ser comprendido y apoyado en momentos de dificultad tiene el poder de aliviar el sufrimiento, proporcionar consuelo y esperanza, y fortalecer la resiliencia. La compasión puede ser un recordatorio poderoso de que no estamos solos en nuestras luchas, reafirmando la bondad inherente y el apoyo disponible dentro de nuestras comunidades y relaciones.

Para aquellos en el receptor de la compasión, sus efectos pueden ser revolucionarios. La sensación de ser genuinamente comprendido y respaldado durante períodos adversos no solo puede mitigar el dolor emocional o físico sino también infundir un sentido renovado de esperanza y seguridad. Este tipo de apoyo afectivo actúa como un bálsamo que calma las heridas del alma, ofreciendo un refugio seguro en medio de la tormenta.

El poder sanador de la compasión radica en su capacidad para conectar profundamente con el núcleo emocional de la persona, reconociendo su sufrimiento sin juzgarlo y ofreciendo un espacio de aceptación y amor incondicional.

Esta aceptación puede ser crucial para quienes se sienten incomprendidos o aislados por sus circunstancias, pues les recuerda que su dolor es válido y que merecen empatía y cuidado. Al experimentar compasión, las personas no solo encuentran alivio momentáneo, sino que también reciben impulso para recuperar su fuerza interna, potenciando su capacidad para superar adversidades.

Además, la compasión fomenta la resiliencia al mostrar que, incluso en los momentos más oscuros, existe la posibilidad de conexión humana y apoyo. Este recordatorio de la bondad y solidaridad disponibles en nuestro entorno puede ser un catalizador para el desarrollo de una fortaleza emocional duradera, inspirando a las personas a enfrentar desafíos futuros con una perspectiva más positiva y esperanzadora.

La compasión, al ser compartida, crea una red de apoyo emocional que refuerza la creencia en la capacidad humana de superación y ayuda mutua.

Recibir compasión también puede tener un efecto transformador en la percepción de la propia identidad y valor personal. Al ser tratados con amabilidad y consideración, los individuos pueden empezar a verse a sí mismos a través de una lente más compasiva, reconociendo su propio valor y dignidad. Esta revalorización personal es fundamental para el crecimiento y la autoaceptación, elementos esenciales para una vida emocionalmente saludable.

En última instancia, la compasión encarna la esencia de la conexión humana, sirviendo como un puente hacia la comprensión y el apoyo mutuo. Su impacto va más allá del alivio temporal del sufrimiento, ofreciendo una base para la reconstrucción emocional y el fortalecimiento de la resiliencia.

La compasión, por lo tanto, no es solo un acto de bondad hacia otro; es una afirmación de la interdependencia y la solidaridad humanas, esenciales para nuestra supervivencia y florecimiento colectivos.

La compasión también juega un papel crucial en la solución de conflictos y la construcción de sociedades más justas y pacíficas. Al fomentar la empatía y el entendimiento mutuo, la compasión puede ayudar a superar divisiones y prejuicios, abriendo caminos hacia la reconciliación y la cooperación.

En un mundo frecuentemente dividido por diferencias culturales, sociales y políticas, la compasión ofrece una base común para el diálogo y la acción conjunta.

En el ámbito global, la compasión puede inspirar esfuerzos colectivos para abordar problemas como la pobreza, la injusticia y la crisis ambiental. Reconociendo nuestra interdependencia y responsabilidad compartida hacia los demás y hacia el planeta, la compasión nos motiva a contribuir a un mundo más equitativo y sostenible.

La compasión es una fuerza transformadora esencial para la salud y el bienestar individual y colectivo. Al cultivar la compasión en nuestras vidas y comunidades, no solo aliviamos el sufrimiento ajeno, sino que también enriquecemos nuestra propia experiencia humana, construyendo un mundo más empático, solidario y conectado.

La compasión, por lo tanto, es mucho más que una respuesta emocional; es un compromiso activo con la bondad y la humanidad compartida, un camino hacia la realización personal y el cambio social positivo.

Compasión Hacia Uno Mismo

Enfatizar la importancia de la auto-compasión en la sanación y proporcionar estrategias para cultivarla.

La auto-compasión es un componente esencial en el proceso de sanación y bienestar personal. Esta práctica implica tratarse a uno mismo con la misma bondad, preocupación y apoyo que ofreceríamos a un buen amigo en momentos de dificultad.

Reconocer la importancia de la auto-compasión es reconocer que ser amable y comprensivo con uno mismo en momentos de falla o sufrimiento no es un acto de indulgencia, sino un paso fundamental hacia la recuperación y el crecimiento personal.

Una estrategia para cultivar la auto-compasión es a través de la práctica de la mindfulness o atención plena. Esto implica observar nuestros propios pensamientos y emociones con curiosidad y sin juzgar. Al hacerlo, podemos aprender a reconocer nuestro diálogo interno crítico y comenzar a tratar nuestras experiencias con mayor gentileza y comprensión.

La mindfulness nos ayuda a aceptar nuestra humanidad compartida, recordándonos que el error y el sufrimiento son partes inevitables de la vida.

Otra estrategia efectiva es escribir cartas a uno mismo desde una perspectiva compasiva. En momentos de autocrítica o desánimo, tomarse el tiempo para escribir una carta que ofrezca comprensión, ánimo y apoyo puede ser una poderosa herramienta de auto-sanación. Este ejercicio fomenta un diálogo interno más amable y puede ayudar a cambiar perspectivas negativas hacia una visión más compasiva y constructiva de uno mismo.

Practicar la gratitud hacia uno mismo también fortalece la auto-compasión. Agradecerse a sí mismo por los esfuerzos realizados, reconocer las propias fortalezas y celebrar los logros personales son maneras de honrar nuestro camino y fomentar una relación más amable y respetuosa con nosotros mismos.

Además, establecer límites saludables es una manifestación de auto-compasión. Aprender a decir "no" a demandas externas que nos sobrecargan o comprometen nuestro bienestar es crucial. Esto no solo protege nuestra energía y tiempo, sino que también valida nuestra valía y necesidades personales.

Finalmente, buscar conexiones con otros que también valoran la auto-compasión puede proporcionar un apoyo invaluable. Compartir experiencias y estrategias en un entorno comprensivo puede reforzar la práctica de la auto-compasión y ofrecer nuevas perspectivas y métodos para incorporarla en nuestra vida diaria.

Así, la auto-compasión es un ingrediente vital en el proceso de sanación, ofreciendo una ruta hacia una mayor aceptación de uno mismo y un bienestar emocional duradero. Al cultivar una actitud compasiva hacia nosotros mismos, nos damos el espacio necesario para sanar, crecer y florecer.

Aplicar tu compasión hacia los demás

Ofrecer ideas sobre cómo practicar la compasión en las relaciones y comunidades.

Ampliar la compasión hacia los demás es una práctica transformadora que puede mejorar significativamente la calidad de nuestras relaciones y contribuir a la construcción de comunidades más solidarias y empáticas.

La compasión hacia los demás comienza con la capacidad de ponerse en el lugar del otro, intentando comprender sus emociones, pensamientos y circunstancias desde una perspectiva de no juicio y apertura.

Este ejercicio de empatía es fundamental para desarrollar una conexión genuina y ofrecer apoyo de manera efectiva.

Una idea para practicar la compasión en las relaciones personales es adoptar la escucha activa. Esto implica prestar atención plena a lo que el otro está expresando, tanto verbal como no verbalmente, sin interrumpir ni ofrecer soluciones prematuras.

La escucha activa muestra respeto y valoración por la experiencia del otro, creando un espacio seguro donde se sientan vistos y escuchados. Este acto simple, pero poderoso, puede fortalecer los lazos afectivos y fomentar la confianza mutua.

En el ámbito comunitario, la compasión puede manifestarse a través de acciones de voluntariado y apoyo a causas sociales o ambientales. Participar en actividades que busquen aliviar el sufrimiento de los más vulnerables o contribuir a la solución de problemas colectivos es una expresión tangible de compasión.

Estos actos no solo benefician a quienes reciben la ayuda, sino que también enriquecen nuestra propia experiencia, recordándonos nuestro poder para generar un cambio positivo.

Otra manera de expandir la compasión es mediante la práctica del agradecimiento y el reconocimiento.

Expresar gratitud y aprecio por los esfuerzos y cualidades de los demás puede tener un impacto profundo en su bienestar emocional. Un simple "gracias" o un gesto de reconocimiento puede iluminar el día de alguien y reforzar comportamientos y actitudes positivas.

Además, fomentar la inclusión y la diversidad en nuestras comunidades es un acto de compasión que reconoce y valora las diferencias individuales como una riqueza colectiva. Trabajar por entornos más inclusivos y justos es una manera de practicar la compasión a nivel sistémico, promoviendo el respeto, la igualdad y el apoyo mutuo.

Finalmente, cultivar la paciencia y la tolerancia en nuestras interacciones cotidianas es esencial para vivir compasivamente. Reconocer que todos enfrentamos luchas y desafíos, y ofrecer nuestra comprensión y apoyo sin expectativas, puede transformar positivamente nuestras relaciones y comunidades.

Cultivar la paciencia y la tolerancia en el tejido de nuestras interacciones diarias constituye la esencia de una vida vivida con compasión.

Esta práctica implica un reconocimiento profundo de la humanidad compartida, una aceptación de que cada persona con la que nos cruzamos está, al igual que nosotros, navegando su propio mar de luchas y desafíos. Aceptar esta realidad universal puede fomentar un sentido de empatía y solidaridad que trasciende las barreras individuales, permitiéndonos acercarnos a los demás con un corazón abierto y una mente dispuesta a entender, más que a juzgar.

La paciencia se revela en la disposición de dar espacio a los demás para que sean como son, permitiéndoles expresarse sin prisa ni presión.

En un mundo acelerado, donde el tiempo parece un recurso escaso, la paciencia se convierte en un regalo precioso que podemos ofrecer a los demás: el regalo de nuestra presencia incondicional. Esta calidad nos permite escuchar verdaderamente, comprender las perspectivas ajenas y responder de manera que refleje consideración y cuidado.

La tolerancia, por su parte, implica la aceptación de las diferencias, reconociendo que la diversidad de pensamientos, emociones y comportamientos enriquece nuestro entorno.

Practicar la tolerancia significa abrirnos a la posibilidad de que existen múltiples maneras de experimentar la vida, y que cada una de ellas tiene valor. Al abrazar la tolerancia, aprendemos a convivir armoniosamente, celebrando la diversidad humana en lugar de permitir que nos divida.

Ofrecer comprensión y apoyo sin expectativas es quizás uno de los actos de compasión más puros. Significa ayudar no porque esperamos algo a cambio, sino simplemente porque reconocemos la necesidad del otro y deseamos aliviar su sufrimiento.

Este enfoque desinteresado puede transformar las dinámicas de nuestras relaciones, construyendo lazos basados en el respeto mutuo, la confianza y el cariño genuino.

Cuando adoptamos la paciencia y la tolerancia como pilares de nuestras interacciones, impulsamos una transformación positiva en nuestras comunidades.

Estas actitudes fomentan un ambiente de apoyo y comprensión, donde las personas se sienten valoradas y seguras. Así, la práctica de la compasión se convierte en una fuerza colectiva para el bien, creando sociedades más cohesivas, resilientes y amorosas.

La Compasión como Camino hacia la Conexión

Discutir cómo la compasión nos conecta con los demás y con nuestra humanidad compartida.

La compasión, entendida como la capacidad de empatizar profundamente con el sufrimiento de otros y el deseo de aliviarlo, es mucho más que un sentimiento pasajero; es un camino poderoso hacia una conexión más profunda con los demás y con nuestra esencia compartida como seres humanos.

Este vínculo que se crea a través de la compasión trasciende las diferencias individuales, revelando la interdependencia fundamental y la unidad que subyacen a toda la experiencia humana.

Al practicar la compasión, nos abrimos a sentir genuinamente las alegrías y las penas de otros, como si fueran propias. Esta apertura nos permite reconocer y aceptar nuestra vulnerabilidad colectiva, así como la innata necesidad de cuidado y apoyo mutuo.

Este reconocimiento actúa como un recordatorio de que, más allá de las superficiales divisiones de la sociedad, compartimos una humanidad común que nos une en el deseo fundamental de felicidad y liberación del sufrimiento.

La compasión nos invita a mirar más allá de nuestro propio ego y preocupaciones personales, para conectar con los demás de manera más significativa y auténtica.

Al hacerlo, no solo aliviamos el sufrimiento ajeno, sino que también enriquecemos nuestra propia vida, fomentando sentimientos de satisfacción y bienestar. Este intercambio compasivo crea lazos emocionales fuertes y duraderos, basados en la confianza, el respeto y el cariño genuino.

Además, la compasión tiene el potencial de inspirar acción y cambio social. Al reconocer la interconexión entre todos los seres, nos sentimos motivados a actuar de manera que promueva el bienestar colectivo, abogando por la justicia, la equidad y el cuidado del medio ambiente.

Este enfoque compasivo hacia la acción colectiva refleja un entendimiento profundo de que el bienestar de uno está inextricablemente ligado al bienestar de todos.

La compasión también actúa como un puente entre culturas y creencias, ofreciendo un terreno común donde la empatía y el cuidado mutuo pueden florecer, a pesar de nuestras diferencias. Al cultivar la compasión, fomentamos una comunidad global más empática y unida, donde las acciones se guían por el deseo compartido de contribuir al bienestar común.

En última instancia, la compasión es un camino hacia una conexión más profunda con los demás y con nuestra humanidad compartida. Nos enseña que cada acto de bondad, cada gesto de comprensión y cada palabra de apoyo tienen el poder de transformar vidas.

La compasión, en su esencia más pura, nos revela un entendimiento profundo de la interconexión que existe entre todos los seres humanos. Este reconocimiento de nuestra humanidad compartida nos impulsa a actuar desde un lugar de profunda empatía y cuidado hacia los demás, entendiendo que el bienestar de uno es intrínsecamente ligado al bienestar del colectivo.

En este camino de compasión, descubrimos que acciones aparentemente pequeñas y gestos cotidianos de bondad pueden tener un impacto significativo en la vida de las personas.

Cada acto de bondad, por más modesto que parezca, es una afirmación de nuestra capacidad para influir positivamente en nuestro entorno. Estos actos crean ondas en el tejido social, promoviendo un ambiente de generosidad y empatía. A su vez, la práctica de la compasión nos enseña la importancia de la comprensión y el apoyo mutuo.

Al ofrecer nuestro hombro en los momentos de necesidad, no solo aliviamos la carga de los demás, sino que también reafirmamos nuestro compromiso con el bienestar colectivo.

La compasión también tiene el poder de transformar vidas porque desencadena una cadena de bondad. Un simple gesto de apoyo o una palabra de aliento puede inspirar a otros a actuar de manera similar, creando un efecto multiplicador de positividad y cuidado mutuo. Este fenómeno refleja cómo la compasión puede ser contagiosa, extendiéndose más allá de los actos individuales para influir en la cultura y las prácticas comunitarias.

Además, la compasión nos conecta con nuestra humanidad compartida al recordarnos que, más allá de nuestras diferencias superficiales, todos buscamos la felicidad y queremos evitar el sufrimiento.

Este entendimiento común puede servir como un poderoso puente entre las personas, fomentando la unidad y la solidaridad en la diversidad.

Al practicar la compasión, nos abrimos a entender las perspectivas y experiencias de los demás, lo que enriquece nuestra propia experiencia de vida y nos hace más conscientes de la complejidad del ser humano.

Al abrazar la compasión como un modo de vida, no solo mejoramos nuestro entorno inmediato, sino que también damos pasos hacia la construcción de un mundo más justo, pacífico y amoroso.

Ejercicios para Desarrollar la Compasión

Proporcionar prácticas específicas para aumentar la compasión hacia uno mismo y hacia los demás.

Desarrollar la compasión, tanto hacia nosotros mismos como hacia los demás, es un proceso que puede ser cultivado a través de prácticas y ejercicios específicos. Estas prácticas no solo nos ayudan a fortalecer nuestra capacidad de empatía y cuidado, sino que también nos permiten vivir de manera más conectada y satisfactoria.

A continuación, se presentan algunas prácticas específicas para aumentar la compasión:

1. **Meditación de la Compasión**: La meditación de la compasión, también conocida como Metta Bhavana, es un ejercicio tradicional budista que implica el envío de deseos de bienestar, felicidad y paz a uno mismo y a los demás.

Comienza con generar sentimientos de amor y bondad hacia uno mismo, para luego expandirlos hacia un ser querido, una persona neutral, alguien con quien tengas dificultades y, finalmente, hacia todos los seres sintientes. Esta práctica ayuda a desmantelar barreras emocionales y promueve un sentido de conexión universal.

2. **Diario de Gratitud**

Llevar un diario de gratitud donde se reconozcan las cosas por las cuales estamos agradecidos cada día puede aumentar significativamente nuestra capacidad de compasión. Al enfocarnos en los aspectos positivos de nuestras vidas y de las personas que nos rodean, fomentamos una actitud de aprecio y bondad que naturalmente se extiende hacia los demás.

Llevar un diario de gratitud es una práctica simple pero poderosa que puede tener un impacto profundo en nuestra capacidad de experimentar compasión. Al reservar un momento cada día para reflexionar sobre las cosas por las que estamos agradecidos, cultivamos una mentalidad de aprecio y reconocimiento hacia las bendiciones en nuestras vidas.

Este ejercicio nos invita a enfocarnos en los aspectos positivos, incluso en medio de desafíos y adversidades, lo que ayuda a fortalecer nuestra resiliencia emocional y nuestro bienestar general.

Al registrar regularmente nuestras gratitudes en un diario, estamos entrenando nuestra mente para buscar y valorar lo bueno en nuestras vidas y en el mundo que nos rodea. Este cambio de enfoque nos permite encontrar alegría incluso en las pequeñas cosas, desarrollando así una actitud más compasiva hacia nosotros mismos y hacia los demás. Al reconocer y apreciar las bondades en nuestras vidas, naturalmente comenzamos a sentir empatía y compasión por aquellos que nos rodean.

El acto de expresar gratitud también nos ayuda a conectarnos más profundamente con los demás. Cuando reconocemos y valoramos las contribuciones de quienes nos rodean, fortalecemos nuestros lazos y relaciones interpersonales. Esto crea un ambiente de apoyo y comprensión mutua, donde la compasión florece de manera natural.

Además, al cultivar un sentido de gratitud hacia nosotros mismos, aprendemos a tratarnos con amabilidad y compasión, estableciendo así una base sólida para extender esa misma bondad hacia los demás.

La práctica del diario de gratitud nos invita a reflexionar sobre las interconexiones y las bondades compartidas que forman parte de nuestra experiencia humana.

Al reconocer nuestra interdependencia con los demás y el mundo que nos rodea, aumentamos nuestra sensibilidad hacia las necesidades y sufrimientos de los demás. Este aumento en la comprensión y la conexión nos motiva a actuar con compasión en nuestras interacciones diarias, buscando formas de aliviar el sufrimiento y promover el bienestar de quienes nos rodean.

3. **Práctica de la Escucha Activa**

La escucha activa implica prestar toda nuestra atención a lo que otra persona está diciendo, sin juzgar ni interrumpir. Este ejercicio de presencia y apertura puede profundizar nuestra comprensión y empatía hacia los demás, fortaleciendo nuestras relaciones y promoviendo una comunicación más compasiva.

La práctica de la escucha activa es una habilidad invaluable que nos permite conectarnos más profundamente con los demás y promover la compasión en nuestras interacciones diarias. Consiste en prestar toda nuestra atención a lo que la otra persona está diciendo, mostrando un interés genuino y sin juzgar ni interrumpir.

Al hacerlo, creamos un espacio seguro y acogedor donde la persona se siente escuchada y valorada, lo que puede fortalecer significativamente nuestras relaciones y promover una comunicación más compasiva.

La escucha activa implica más que simplemente oír las palabras de alguien; también implica estar presentes con todo nuestro ser: mente, corazón y cuerpo. Esto significa mantener contacto visual, asentir con la cabeza para demostrar comprensión y utilizar lenguaje corporal abierto y receptivo. Al estar completamente presentes en el momento y en la conversación, podemos captar no solo el contenido de lo que se está diciendo, sino también el tono emocional y las sutilezas de la comunicación no verbal.

Al practicar la escucha activa, desarrollamos nuestra capacidad de empatía y comprensión hacia los demás. Al escuchar con empatía, podemos ponernos en el lugar de la otra persona y comprender mejor sus perspectivas, experiencias y sentimientos. Esto nos ayuda a cultivar una conexión más profunda y auténtica con los demás, fortaleciendo así nuestras relaciones y creando un sentido de comunidad y apoyo mutuo.

Además, la escucha activa puede ayudar a resolver conflictos y malentendidos de manera más efectiva. Al escuchar con atención y sin prejuicios, podemos evitar malentendidos y conflictos innecesarios, y resolver los problemas de manera constructiva y compasiva. Esto promueve una comunicación abierta y honesta, donde todas las partes se sienten escuchadas y valoradas, lo que contribuye a un ambiente de confianza y respeto mutuo.

4. Actos de Bondad Aleatorios

Realizar actos de bondad aleatorios sin esperar nada a cambio es una manera poderosa de cultivar la compasión. Estos pueden ser gestos pequeños, como pagar el café de la persona que está detrás de ti en la fila u ofrecer tu asiento a alguien en el transporte público. Estos actos generan una cadena de positividad que no solo beneficia a los demás, sino que también aumenta nuestro propio bienestar.

Los actos de bondad aleatorios son una forma significativa de cultivar la compasión y promover el bienestar tanto propio como de los demás. Consisten en realizar gestos altruistas y desinteresados, sin esperar nada a cambio, lo que puede tener un impacto positivo tanto en la persona que los realiza como en quienes los reciben.

Estos actos pueden ser tan simples como sostener una puerta para alguien, ayudar a cargar las bolsas de la compra o dejar una nota de ánimo en un lugar público.

Lo notable de los actos de bondad aleatorios es su capacidad para generar una cadena de positividad. Cuando realizamos una buena acción, no solo estamos beneficiando directamente a la persona que la recibe, sino que también estamos creando un efecto dominó de bondad que puede inspirar a otros a hacer lo mismo. Este ciclo de generosidad y compasión tiene el poder de elevar el estado de ánimo y fortalecer los lazos comunitarios.

Además de los beneficios para quienes los reciben, los actos de bondad aleatorios también tienen un impacto significativo en nuestro propio bienestar. Al practicar la compasión de esta manera, cultivamos un sentido de conexión con los demás y una satisfacción interior que contribuye a nuestra felicidad y sentido de propósito.

Estos gestos nos permiten experimentar la alegría de hacer una diferencia en la vida de los demás, lo que a su vez refuerza nuestra autoestima y autoimagen positiva.

Los actos de bondad aleatorios también pueden actuar como un recordatorio constante de la importancia de la compasión en nuestras vidas.

Al incorporar regularmente estos gestos en nuestra rutina diaria, mantenemos viva nuestra conciencia sobre las necesidades y luchas de los demás, lo que nos lleva a desarrollar una actitud más compasiva en general.

Este aumento en la compasión no solo beneficia a quienes nos rodean, sino que también mejora nuestra calidad de vida y contribuye a la creación de comunidades más solidarias y empáticas.

5. Reflexión sobre las Luchas Comunes

Dedicar un tiempo para reflexionar sobre las dificultades y desafíos comunes que todos enfrentamos puede fomentar un sentido de empatía y compasión hacia los demás. Reconocer que todos pasamos por momentos difíciles nos ayuda a sentirnos más conectados con los demás y más inclinados a ofrecer nuestra comprensión y apoyo.

La reflexión sobre las luchas comunes es un ejercicio que nos invita a considerar las dificultades y desafíos que todos enfrentamos en algún momento de nuestras vidas.

Al tomarnos un tiempo para reflexionar sobre estas experiencias compartidas, desarrollamos un sentido más profundo de empatía y compasión hacia los demás. Este proceso nos ayuda a reconocer nuestra propia humanidad y la de los demás, fortaleciendo así nuestros lazos y conexiones interpersonales.

Al reflexionar sobre las luchas comunes, nos damos cuenta de que no estamos solos en nuestras dificultades. Todos enfrentamos desafíos en diferentes momentos y áreas de nuestras vidas, ya sea en relaciones interpersonales, salud, trabajo o cualquier otra área. Esta comprensión nos permite sentirnos más conectados con los demás, ya que compartimos una experiencia fundamental de vulnerabilidad y lucha.

Esta reflexión también nos ayuda a desarrollar una mayor comprensión y aceptación de las diferencias individuales. Si bien nuestras experiencias pueden variar en detalle, las emociones subyacentes de dolor, tristeza, estrés o incertidumbre son universales.

Al reconocer estas emociones comunes, cultivamos un sentido de solidaridad y empatía hacia los demás, independientemente de nuestras diferencias externas.

Además, la reflexión sobre las luchas comunes nos motiva a ofrecer nuestro apoyo y comprensión a quienes nos rodean. Al entender que todos enfrentamos dificultades en la vida, estamos más inclinados a brindar una mano amiga, un oído comprensivo o simplemente estar presentes para aquellos que lo necesitan. Esta disposición a ayudar y apoyar a los demás fortalece nuestras relaciones y contribuye a crear comunidades más solidarias y empáticas.

En última instancia, la reflexión sobre las luchas comunes nos recuerda nuestra interconexión como seres humanos.

Al reconocer y aceptar nuestras propias luchas y las de los demás, nos convertimos en agentes de compasión y comprensión en el mundo.

Esta práctica no solo mejora nuestras relaciones interpersonales, sino que también contribuye a un sentido más profundo de bienestar y pertenencia tanto individual como colectivamente.

Estas prácticas, integradas regularmente en nuestra rutina, pueden transformar profundamente nuestra relación con nosotros mismos y con el mundo que nos rodea. Desarrollar la compasión es un viaje continuo que enriquece nuestra vida y la de los demás, creando un entorno más amable y empático.

Capítulo 5:
La Resiliencia

La resiliencia, un concepto profundamente arraigado en la psicología positiva, se refiere a la capacidad de una persona para recuperarse, adaptarse y crecer frente a las adversidades, desafíos y traumas. Es una cualidad intrínseca del ser humano que nos permite enfrentar las dificultades de la vida con fortaleza, optimismo y flexibilidad, sin perder la esperanza ni el equilibrio emocional.

La resiliencia no implica una ausencia de dolor o sufrimiento, sino más bien la habilidad para navegar por estos estados, aprendiendo y fortaleciéndose a partir de ellos.

La resiliencia se construye a través de un complejo entramado de factores personales, sociales y ambientales.

Entre las cualidades personales que la fomentan se encuentran el autoconocimiento, la autoestima, la capacidad para regular las emociones y el optimismo. Estas características permiten que la persona mantenga una perspectiva positiva ante la vida, vea los fracasos como oportunidades de aprendizaje y se sienta capaz de superar los obstáculos.

A nivel social, la resiliencia se nutre del apoyo de las relaciones interpersonales, como la familia, amigos y la comunidad. Contar con una red de apoyo emocional sólida es fundamental para desarrollar y sostener la resiliencia, ya que proporciona un espacio seguro donde compartir experiencias, recibir consejo y sentirse comprendido y valorado.

Además, la resiliencia se ve influida por factores ambientales y situacionales, como tener acceso a recursos educativos, sociales y económicos. Las oportunidades para el desarrollo personal y profesional, así como la capacidad para influir en el propio entorno, pueden aumentar la sensación de control y eficacia personal, componentes claves de la resiliencia.

Para cultivar la resiliencia, es esencial adoptar una actitud de crecimiento, viendo los desafíos como oportunidades para fortalecerse y evolucionar. Esto implica estar dispuesto a salir de la zona de confort, tomar riesgos calculados y aprender de cada experiencia.

La flexibilidad cognitiva, la capacidad para adaptar el pensamiento y el comportamiento a nuevas situaciones, también es crucial para la resiliencia, permitiendo a las personas encontrar soluciones creativas a los problemas que enfrentan.

El autocuidado es otro pilar fundamental de la resiliencia. Practicar hábitos saludables como una alimentación equilibrada, ejercicio regular, meditación y descanso adecuado, puede mejorar la capacidad del cuerpo y la mente para manejar el estrés y recuperarse de los golpes de la vida.

La resiliencia también puede ser fortalecida a través de la práctica de la gratitud y la compasión, tanto hacia uno mismo como hacia los demás. Reconocer y apreciar las bendiciones presentes en nuestra vida, así como ofrecer bondad y comprensión a los demás, nos ayuda a mantener una perspectiva equilibrada y positiva ante la vida.

Entender la Resiliencia

Definir la resiliencia y su importancia en el proceso de sanación.

Comprender la resiliencia implica reconocer que todos enfrentamos momentos de dificultad en nuestras vidas, ya sea en forma de pérdida, fracaso, trauma o cualquier otro tipo de crisis. Sin embargo, lo que distingue a las personas resilientes es su capacidad para enfrentar estas situaciones con fortaleza, flexibilidad y determinación.

La resiliencia no implica simplemente soportar el sufrimiento, sino más bien aprender y crecer a partir de él. Las personas resilientes pueden transformar las experiencias negativas en oportunidades de aprendizaje y crecimiento personal. Ven los desafíos como parte inevitable de la vida y están dispuestas a afrontarlos con una actitud positiva y proactiva.

La importancia de la resiliencia en el proceso de sanación radica en su capacidad para promover el bienestar emocional, psicológico y físico de las personas. Las investigaciones han demostrado que las personas resilientes tienden a experimentar niveles más bajos de estrés, ansiedad y depresión, y tienen una mayor satisfacción con la vida en general.

Cuando las personas pueden recuperarse de las dificultades con éxito, no solo restauran su equilibrio emocional, sino que también fortalecen su autoestima y confianza en sí mismas. Este proceso de sanación no solo implica volver al estado anterior a la crisis, sino crecer y evolucionar a partir de ella, convirtiéndose en una versión más fuerte y resistente de uno mismo.

La resiliencia también es fundamental en el proceso de recuperación de traumas y eventos traumáticos. Las personas que poseen altos niveles de resiliencia son más capaces de sobreponerse a las experiencias traumáticas y reconstruir sus vidas de manera significativa. En lugar de quedar atrapados en el dolor y el sufrimiento, pueden encontrar significado y propósito en sus experiencias, y utilizarlas como oportunidades para crecer y ayudar a otros que puedan estar pasando por situaciones similares.

La resiliencia es un concepto fundamental en el proceso de sanación y desarrollo personal.

Se refiere a la capacidad de las personas para recuperarse y adaptarse de manera positiva frente a las adversidades, desafíos y traumas que puedan experimentar a lo largo de sus vidas. En otras palabras, es la capacidad de rebotar y crecer a partir de las experiencias difíciles en lugar de ser debilitado por ellas.

La resiliencia juega un papel crucial en el proceso de sanación y desarrollo personal de los individuos. Este concepto se refiere a la capacidad intrínseca que poseen las personas para recuperarse y adaptarse de forma positiva frente a las adversidades, desafíos y traumas que enfrentan a lo largo de sus vidas.

En esencia, la resiliencia implica la habilidad de "rebotar" frente a las dificultades y, en lugar de ser vencido por ellas, salir fortalecido y crecer a partir de esas experiencias.

Cuando nos encontramos con situaciones difíciles, la resiliencia nos permite enfrentarlas con determinación y flexibilidad, manteniendo un enfoque positivo y constructivo. En lugar de sucumbir al desaliento o la desesperanza, las personas resilientes encuentran formas de adaptarse y superar los desafíos, incluso emergiendo más fuertes y con una mayor capacidad de afrontamiento.

La resiliencia no implica evitar el dolor o la tristeza, sino más bien enfrentarlos de manera saludable y constructiva. Las personas resilientes no niegan ni reprimen sus emociones, sino que las aceptan como parte natural del proceso de recuperación. Esta capacidad para enfrentar y procesar las emociones difíciles les permite avanzar hacia la curación de una manera más completa y significativa.

Es importante entender que la resiliencia no es una cualidad estática, sino más bien una habilidad que se puede desarrollar y fortalecer a lo largo del tiempo. A través de la práctica del autocuidado, la búsqueda de apoyo social y el cultivo de una actitud positiva, las personas pueden aumentar su capacidad de resiliencia y mejorar su capacidad para enfrentar los desafíos con fortaleza y determinación.

En el proceso de sanación y desarrollo personal, la resiliencia actúa como un recurso invaluable. Nos permite enfrentar las adversidades con coraje y perseverancia, y encontrar significado y propósito en nuestras experiencias difíciles. En lugar de ser debilitados por el sufrimiento, la resiliencia nos capacita para transformar nuestras dificultades en oportunidades de crecimiento y fortalecimiento personal.

Construir Resiliencia: Ofrecer estrategias para desarrollar la resiliencia, incluyendo la adaptabilidad y el aprendizaje de experiencias pasadas.

Construir resiliencia es un proceso clave para enfrentar los desafíos de la vida con fortaleza y adaptabilidad. Hay varias estrategias que pueden ayudar a desarrollar esta capacidad fundamental:

Fomentar la autoconciencia: Conocer nuestras fortalezas, debilidades y patrones de comportamiento nos permite identificar áreas en las que podemos trabajar para fortalecer nuestra resiliencia. Esto implica reflexionar sobre nuestras experiencias pasadas y cómo hemos afrontado las dificultades en el pasado.

Fomentar la autoconciencia es fundamental para fortalecer la resiliencia. Conocer nuestras fortalezas, debilidades y patrones de comportamiento nos permite identificar áreas en las que podemos mejorar. Esto implica reflexionar sobre nuestras experiencias pasadas y cómo hemos afrontado las dificultades en el pasado.

Al ser conscientes de nuestras reacciones ante situaciones adversas, podemos identificar qué estrategias han sido efectivas y cuáles necesitan ser ajustadas. La autoconciencia nos brinda la oportunidad de examinar nuestras emociones, pensamientos y comportamientos con honestidad y objetividad.

Además, nos permite desarrollar una comprensión más profunda de nosotros mismos y de nuestras necesidades emocionales. Al cultivar la autoconciencia, podemos trabajar de manera proactiva en el fortalecimiento de nuestra resiliencia, identificando áreas de mejora y desarrollando estrategias efectivas para enfrentar los desafíos futuros con mayor confianza y determinación.

Cultivar una mentalidad positiva: Adoptar una actitud optimista y enfocada en el crecimiento puede ayudar a enfrentar los desafíos con determinación y esperanza. En lugar de ver los obstáculos como barreras insuperables, la resiliencia nos permite verlos como oportunidades para aprender y crecer.

Cultivar una mentalidad positiva es esencial para fortalecer la resiliencia. Adoptar una actitud optimista y centrada en el crecimiento nos permite enfrentar los desafíos con determinación y esperanza.

En lugar de ver los obstáculos como barreras insuperables, la resiliencia nos ayuda a percibirlos como oportunidades para aprender y crecer. Una mentalidad positiva nos permite enfocarnos en las soluciones en lugar de en los problemas, lo que nos ayuda a mantenernos motivados y perseverantes incluso en momentos difíciles.

Al cultivar esta actitud optimista, desarrollamos la capacidad de encontrar el lado positivo en cada situación y de mantener una perspectiva esperanzadora hacia el futuro. Esto no significa ignorar los desafíos o negar el dolor, sino más bien mantener una actitud constructiva y proactiva frente a ellos.

En última instancia, una mentalidad positiva nos brinda la fortaleza emocional necesaria para superar los obstáculos y seguir adelante con determinación y confianza.

Desarrollar habilidades de afrontamiento

Aprender técnicas de manejo del estrés, como la respiración profunda, la meditación y la visualización, puede ayudar a mantener la calma y la claridad mental en momentos difíciles. También es importante buscar apoyo social y utilizar recursos disponibles, como amigos, familiares o profesionales de la salud mental.

Desarrollar habilidades de afrontamiento es fundamental para fortalecer la resiliencia. Aprender técnicas de manejo del estrés, como la respiración profunda, la meditación y la visualización, puede ayudar a mantener la calma y la claridad mental en momentos difíciles.

Estas prácticas nos permiten reducir la ansiedad y el estrés, promoviendo así un estado de bienestar emocional y físico. Además, buscar apoyo social es crucial en el proceso de afrontamiento.

Contar con el apoyo de amigos, familiares o profesionales de la salud mental nos brinda un espacio seguro para expresar nuestras emociones y recibir orientación y consejos útiles. El apoyo social nos hace sentir conectados y respaldados, lo que fortalece nuestra capacidad para enfrentar los desafíos con mayor confianza y determinación.

Desarrollar habilidades de afrontamiento nos permite enfrentar los desafíos de la vida de manera más efectiva, promoviendo así una mayor resiliencia emocional y un bienestar general.

Fomentar la adaptabilidad

La capacidad de adaptarse a nuevas situaciones y circunstancias es fundamental para construir resiliencia. Esto implica ser flexible en nuestros enfoques y estar abiertos al cambio. Aprender a ver las situaciones desde diferentes perspectivas y buscar soluciones creativas puede ayudar a superar los desafíos de manera efectiva.

Fomentar la adaptabilidad es esencial para fortalecer la resiliencia. Esta capacidad nos permite ajustarnos y responder de manera efectiva ante cambios y desafíos inesperados en nuestras vidas.

Ser flexible en nuestros enfoques y estar abiertos al cambio nos permite navegar por situaciones difíciles con mayor facilidad. Aprender a ver las circunstancias desde diferentes perspectivas nos brinda una visión más amplia y nos ayuda a encontrar soluciones creativas y eficaces.

En lugar de resistirse al cambio, la adaptabilidad nos permite abrazarlo como una oportunidad para crecer y aprender. Al desarrollar esta habilidad, nos volvemos más capaces de enfrentar los desafíos con confianza y determinación, sabiendo que tenemos la capacidad de superar cualquier obstáculo que se presente en nuestro camino.

Fomentar la adaptabilidad nos ayuda a construir una resiliencia sólida y nos permite afrontar los cambios y desafíos de la vida con mayor facilidad y confianza.

Aprender de las experiencias pasadas: Reflexionar sobre nuestras experiencias pasadas y cómo hemos afrontado los desafíos puede ser una poderosa fuente de aprendizaje. Identificar qué estrategias han sido efectivas y cuáles no nos permite ajustar nuestro enfoque y mejorar nuestras habilidades de afrontamiento en el futuro.

Aprender de las experiencias pasadas es fundamental para fortalecer nuestra resiliencia. Al reflexionar sobre cómo hemos afrontado los desafíos anteriores, podemos identificar qué estrategias han sido efectivas y cuáles no lo han sido.

Este proceso de autoevaluación nos permite ajustar nuestro enfoque y mejorar nuestras habilidades de afrontamiento para el futuro. Al reconocer nuestros errores y áreas de mejora, podemos desarrollar un mayor sentido de autoconciencia y autodeterminación.

Además, al recordar cómo hemos superado obstáculos en el pasado, podemos encontrar inspiración y motivación para enfrentar los desafíos presentes con confianza y determinación.

Aprender de nuestras experiencias pasadas nos proporciona valiosas lecciones que podemos aplicar en el presente y en el futuro, fortaleciendo así nuestra capacidad para superar las adversidades y crecer como individuos resilientes.

Construir resiliencia implica desarrollar una serie de habilidades y estrategias que nos permitan enfrentar los desafíos de la vida con fortaleza y adaptabilidad. Al cultivar la autoconciencia, fomentar una mentalidad positiva, desarrollar habilidades de afrontamiento, fomentar la adaptabilidad y aprender de nuestras experiencias pasadas, podemos fortalecer nuestra capacidad para recuperarnos y crecer a partir de las dificultades que enfrentamos.

Resiliencia y Conexiones Sociales

Explicar cómo las relaciones y el apoyo social pueden fortalecer la resiliencia.

La resiliencia y las conexiones sociales están estrechamente entrelazadas, ya que las relaciones significativas y el apoyo social pueden ser poderosos impulsores de la capacidad de recuperación de una persona. Las conexiones sociales brindan un sentido de pertenencia, seguridad y aceptación que son fundamentales para enfrentar los desafíos de la vida con éxito. El apoyo emocional y práctico de amigos, familiares y miembros de la comunidad puede amortiguar el impacto del estrés, la adversidad y el trauma, permitiendo que las personas se recuperen más rápidamente de las experiencias difíciles.

Además, las relaciones sólidas y el apoyo social pueden proporcionar un espacio seguro para expresar emociones, recibir consejos y orientación, y compartir experiencias similares, lo que promueve un sentido de validación y comprensión.

En tiempos de crisis, tener una red de apoyo confiable puede brindar consuelo, aliento y esperanza, fortaleciendo así la resiliencia de una persona y su capacidad para adaptarse y recuperarse frente a las adversidades.

Las relaciones sociales y el apoyo emocional son elementos fundamentales para fortalecer la resiliencia y enfrentar los desafíos de la vida con mayor eficacia y éxito.

Beneficios de ser Proactivo: Cómo surgen las opciones cuando eres una persona proactiva y de pensamientos positivos.

Ser proactivo conlleva una serie de beneficios, especialmente en términos de cómo abordamos los desafíos y las oportunidades en la vida.

Una persona proactiva y de pensamiento positivo tiende a percibir situaciones difíciles como oportunidades para el crecimiento y el aprendizaje. En lugar de esperar pasivamente a que las cosas sucedan, esta persona busca activamente soluciones y toma medidas para enfrentar los desafíos de manera constructiva.

Al ser proactivos, tenemos más control sobre nuestras vidas y somos capaces de influir en los resultados de las situaciones que enfrentamos. Esta mentalidad nos permite identificar y aprovechar las oportunidades que se presentan, en lugar de dejar que pasen desapercibidas.

Además, al ser proactivos, somos capaces de anticiparnos a los problemas potenciales y tomar medidas preventivas para evitarlos o mitigar su impacto.

Ser proactivo y tener pensamientos positivos nos empodera para tomar el control de nuestras vidas, aprovechar las oportunidades y enfrentar los desafíos con confianza y determinación.

Historia de Resiliencia: Compartir un ejemplo de personas que han superado adversidades gracias a su resiliencia.

Un ejemplo inspirador de resiliencia es la historia de Mayra Yousafzai. Mayra nació en Pakistán en 1997 y desde muy joven mostró un fuerte compromiso con la educación, a pesar de las restricciones impuestas por el régimen talibán en su región natal del valle de Swat.

A una edad temprana, Mayra comenzó a escribir un blog para la BBC urgiendo por el derecho de las niñas a recibir educación. Su valentía y determinación la convirtieron en un símbolo de resistencia contra la opresión.

Sin embargo, en 2012, a los 15 años, fue atacada en un intento de silenciar su voz. A pesar del grave ataque que sufrió, Mayra sobrevivió y se recuperó, demostrando una notable resiliencia.

 Desde entonces, ha continuado su lucha por la educación de las niñas a nivel mundial, convirtiéndose en la persona más joven en recibir el Premio Nobel de la Paz en 2014.

La historia de Mayra ilustra cómo la resiliencia puede permitir a las personas superar incluso las adversidades más difíciles y convertirlas en agentes de cambio positivo en el mundo.

Capítulo 6:
El Autocuidado

El autocuidado es un concepto fundamental que implica dedicar tiempo y atención a nuestras propias necesidades físicas, mentales y emocionales. Se trata de adoptar hábitos y prácticas que promuevan nuestro bienestar integral.

Esto puede incluir actividades como hacer ejercicio regularmente, alimentarse de manera saludable, dormir lo suficiente, practicar la meditación o mindfulness, establecer límites saludables en nuestras relaciones y dedicar tiempo para el ocio y la recreación.

El autocuidado nos ayuda a mantener un equilibrio en nuestras vidas y a prevenir el agotamiento físico y emocional. Al priorizar nuestro propio bienestar, somos más capaces de enfrentar los desafíos diarios con claridad mental y resiliencia emocional.

Además, el autocuidado nos ayuda a fortalecer nuestra autoestima y autoestima, fomentando una relación positiva con nosotros mismos.

El autocuidado es esencial para nuestra salud y felicidad

El autocuidado es esencial para nuestra salud y felicidad en general, y dedicar tiempo y energía a cuidarnos a nosotros mismos es un acto de amor propio y una inversión en nuestro futuro bienestar.

El autocuidado abarca un conjunto de acciones y prácticas que son fundamentales para nuestro bienestar integral. Es una inversión en nuestra salud y felicidad a largo plazo, ya que nos permite mantener un equilibrio físico, mental y emocional. Dedicar tiempo y energía a cuidarnos a nosotros mismos no solo es un acto de amor propio, sino también una necesidad para poder funcionar de manera óptima en nuestra vida cotidiana.

Cuidar de nosotros mismos implica reconocer nuestras necesidades y priorizarlas de manera consciente. Esto puede incluir actividades simples como dormir lo suficiente, alimentarse adecuadamente, hacer ejercicio regularmente y tomar descansos cuando sea necesario.

Cuidar de nosotros mismos es un acto fundamental que nos permite mantener nuestro bienestar físico, mental y emocional. Implica ser conscientes de nuestras necesidades y priorizarlas de manera intencionada en nuestra vida diaria.

Esto significa dedicar tiempo y atención a actividades básicas pero vitales para nuestro bienestar, como asegurarnos de dormir lo suficiente cada noche para descansar adecuadamente y permitir que nuestro cuerpo se recupere del día, alimentarnos de manera equilibrada y nutritiva para proporcionar a nuestro cuerpo los nutrientes que necesita para funcionar de manera óptima, realizar ejercicio regularmente para mantenernos físicamente activos y saludables, y tomar descansos periódicos durante el día para recargar energías y reducir el estrés.

Al priorizar estas actividades simples pero importantes, estamos demostrando un cuidado activo hacia nosotros mismos. Reconocemos que nuestras necesidades son importantes y merecen ser atendidas.

Además, al cuidar de nuestra salud física, estamos sentando las bases para un bienestar mental y emocional más sólido. Un cuerpo bien alimentado y descansado es más capaz de manejar el estrés y las demandas de la vida cotidiana.

El autocuidado también implica establecer límites saludables y aprender a decir no cuando sea necesario. Esto significa reconocer cuándo estamos sobrecargados y necesitamos tomarnos un tiempo para nosotros mismos. Tomar descansos regulares nos permite recargar energías y prevenir el agotamiento físico y emocional.

Además, implica también atender nuestras necesidades emocionales, como establecer límites saludables en nuestras relaciones, practicar la autocompasión y gestionar el estrés de manera efectiva.

Al dedicar tiempo a cuidarnos a nosotros mismos, estamos reconociendo nuestra valía y nuestra importancia como individuos. Nos estamos tratando con el mismo respeto y consideración que ofreceríamos a otras personas cercanas a nosotros. Este acto de amor propio nos fortalece interiormente y nos ayuda a desarrollar una relación más positiva con nosotros mismos.

Además, el autocuidado actúa como una inversión en nuestro futuro bienestar. Al adoptar hábitos saludables y practicar el autocuidado de manera consistente, estamos construyendo una base sólida para una vida más equilibrada y satisfactoria en el futuro. Nos estamos proporcionando las herramientas necesarias para enfrentar los desafíos que puedan surgir y para mantenernos resilientes frente a las adversidades.

La Importancia del Autocuidado

Explicar por qué el autocuidado es esencial para la sanación y el bienestar general.

El autocuidado es esencial para la sanación y el bienestar general porque nos permite atender nuestras necesidades físicas, mentales y emocionales de manera consciente y proactiva. En un mundo donde las demandas y el estrés pueden ser abrumadores, el autocuidado nos proporciona herramientas y prácticas para manejar estas tensiones y mantener un equilibrio saludable en nuestras vidas.

En primer lugar, el autocuidado es fundamental para la sanación. Cuando enfrentamos desafíos físicos, mentales o emocionales, necesitamos cuidar de nosotros mismos para recuperarnos y recuperar nuestra salud.

Esto puede implicar tomar medidas como descansar lo suficiente, alimentarnos adecuadamente y buscar el apoyo necesario para superar las dificultades. Al priorizar nuestro bienestar y atender nuestras necesidades, estamos facilitando el proceso de recuperación y promoviendo una mejoría en nuestra salud general.

Además, el autocuidado es esencial para mantener un bienestar general a lo largo del tiempo. Al adoptar hábitos saludables y practicar el autocuidado de manera regular, estamos construyendo una base sólida para una vida equilibrada y satisfactoria.

Esto puede incluir actividades como hacer ejercicio regularmente, practicar la meditación o el mindfulness, establecer límites saludables en nuestras relaciones y dedicar tiempo para el ocio y la recreación.

Estas prácticas no solo mejoran nuestra salud física y mental, sino que también fortalecen nuestra resiliencia emocional y nuestra capacidad para enfrentar los desafíos de la vida con mayor claridad y determinación.

El autocuidado también es importante porque nos ayuda a mantenernos centrados y enfocados en nuestras metas y objetivos. Cuando nos cuidamos a nosotros mismos, estamos mejor equipados para manejar el estrés y la presión que puedan surgir en nuestro camino.

Esto nos permite seguir adelante con confianza y determinación, incluso cuando enfrentamos obstáculos difíciles.

Autocuidado y Límites Personales:

Discutir la importancia de establecer límites saludables como parte del autocuidado.

Establecer límites saludables es una parte fundamental del autocuidado, ya que nos permite proteger nuestra salud física, mental y emocional al tiempo que mantenemos relaciones más equilibradas y satisfactorias.

Al establecer límites claros y comunicarlos de manera efectiva, podemos protegernos del estrés, la sobrecarga y el agotamiento que pueden surgir cuando nos excedemos en nuestras responsabilidades y compromisos.

En primer lugar, establecer límites saludables nos ayuda a proteger nuestra energía y nuestra salud física. Cuando nos permitimos decir no a actividades o demandas que nos agotan, estamos preservando nuestra energía para las cosas que realmente importan y nos nutren. Esto nos permite mantenernos físicamente saludables y evitar el agotamiento físico y emocional que puede surgir cuando nos sobrecargamos.

Además, establecer límites saludables nos permite proteger nuestra salud mental y emocional. Al identificar y comunicar nuestras necesidades y límites, podemos evitar situaciones que nos generen estrés, ansiedad o resentimiento. Esto nos ayuda a mantener una salud mental equilibrada y nos permite disfrutar de relaciones más satisfactorias y armoniosas con los demás.

Establecer límites también es importante para mantener relaciones saludables y equilibradas con los demás.

Al comunicar claramente nuestros límites y expectativas, estamos estableciendo un marco claro para nuestras interacciones con los demás. Esto puede ayudar a prevenir malentendidos, conflictos y resentimientos, y fomentar relaciones más respetuosas y mutuamente satisfactorias.

Además, establecer límites saludables nos ayuda a cultivar el autocuidado y el amor propio. Al priorizar nuestras propias necesidades y bienestar, estamos enviando un mensaje claro de que nos valoramos a nosotros mismos y merecemos ser tratados con respeto y consideración. Esto fortalece nuestra autoestima y nos permite vivir de manera más auténtica y satisfactoria.

Integrar el Autocuidado en la Rutina Diaria

Ofrecer consejos para hacer del autocuidado una parte natural y constante de la vida cotidiana.

Integrar el autocuidado en la rutina diaria es fundamental para mantener un equilibrio saludable y promover el bienestar general.

Al hacer del autocuidado una parte natural y constante de la vida cotidiana, podemos asegurarnos de que nuestras necesidades físicas, mentales y emocionales sean atendidas regularmente, lo que nos permite enfrentar los desafíos diarios con mayor claridad y resiliencia.

Una forma de hacer del autocuidado una parte integral de la rutina diaria es establecer un horario dedicado específicamente a actividades que promuevan el bienestar.

Esto puede incluir momentos de ejercicio físico, meditación, cuidado de la piel, lectura inspiradora o cualquier otra actividad que nos ayude a recargar energías y mantenernos centrados. Al asignar tiempo específico para el autocuidado, nos aseguramos de que estas actividades no se pasen por alto en medio del ajetreo diario.

Además, podemos aprovechar los momentos cotidianos para practicar el autocuidado de forma más sutil. Por ejemplo, podemos incorporar pequeñas pausas de respiración consciente durante el día, aprovechar momentos de tranquilidad para reflexionar o practicar la gratitud, o incluso tomar pequeñas acciones para nutrirnos, como elegir alimentos saludables o dedicar unos minutos a estirarnos y relajarnos.

Otro consejo es integrar el autocuidado en nuestras actividades diarias. Por ejemplo, podemos convertir la hora del baño en un ritual relajante añadiendo sales de baño o aceites esenciales, o aprovechar el tiempo de transporte para escuchar música relajante o un audiolibro inspirador.

Al incorporar el autocuidado en nuestras actividades cotidianas, podemos maximizar nuestro tiempo y hacer que sea más fácil mantener estas prácticas de forma consistente.

Además, es importante recordar que el autocuidado no se trata solo de actividades específicas, sino también de cultivar una mentalidad de amor propio y compasión hacia nosotros mismos en todas las áreas de nuestra vida. Esto incluye establecer límites saludables, practicar la autocompasión y priorizar nuestras necesidades y bienestar en todas nuestras decisiones y acciones diarias.

Capítulo 7:
Renacimiento Personal

El renacimiento personal es un proceso profundo de transformación interna y crecimiento personal que implica un cambio fundamental en la forma en que nos percibimos a nosotros mismos, nuestras creencias y nuestra relación con el mundo que nos rodea.

Este proceso puede ser desencadenado por diversas experiencias, como crisis personales, pérdidas significativas, momentos de reflexión profunda o simplemente un profundo deseo de cambio y crecimiento.

El renacimiento personal implica un renacimiento del ser

En su esencia, el renacimiento personal implica un renacimiento del ser, una renovación de la mente, el cuerpo y el espíritu.

Es un viaje de autodescubrimiento y auto transformación en el que nos comprometemos a explorar nuestras verdades más profundas, a liberarnos de las limitaciones autoimpuestas y a abrazar nuestra plena potencialidad como seres humanos.

Una parte fundamental del renacimiento personal es el proceso de autoreflexión y autoevaluación. Esto implica mirar honestamente dentro de nosotros mismos, examinar nuestras creencias, valores y comportamientos, y cuestionar todo aquello que nos impida vivir una vida auténtica y plena.

A través de este proceso, podemos identificar patrones autodestructivos, miedos y limitaciones que nos están frenando, y comenzar a trabajar para superarlos.

Otro aspecto clave del renacimiento personal es el desarrollo de una mayor conciencia y conexión con nuestro yo interior. Esto implica cultivar la atención plena y la presencia en el momento presente, aprender a escuchar nuestras emociones y necesidades internas, y confiar en nuestra intuición y sabiduría interna para guiar nuestro camino.

Al conectarnos más profundamente con nosotros mismos, podemos encontrar una mayor claridad, propósito y dirección en nuestras vidas.

El renacimiento personal también implica un compromiso con el crecimiento continuo y el aprendizaje. Esto puede implicar explorar nuevas habilidades, intereses o pasiones, buscar oportunidades de desarrollo personal y profesional, o simplemente buscar nuevas formas de expandir nuestra mente y nuestra conciencia.

Al estar abiertos al cambio y al crecimiento, podemos liberarnos de la complacencia y el estancamiento y avanzar hacia nuestro mayor potencial.

Además, el renacimiento personal conlleva un proceso de sanación emocional y espiritual. Esto puede implicar confrontar y sanar viejas heridas emocionales, perdonar a nosotros mismos y a los demás, y liberar el resentimiento y la amargura que nos están reteniendo en el pasado.

El renacimiento personal es un viaje interno que abarca tanto la sanación emocional como la espiritual. En este proceso, nos enfrentamos a las heridas emocionales que hemos acumulado a lo largo de nuestras vidas y buscamos sanarlas profundamente. Esto implica confrontar el dolor del pasado, permitirnos sentir y procesar nuestras emociones, y finalmente liberarnos de las cargas que llevamos.

Confrontar las viejas heridas emocionales es un paso crucial en el camino del renacimiento personal. Significa mirar de frente a las experiencias dolorosas que hemos vivido, incluso aquellas que preferiríamos evitar. Al confrontar estas heridas, comenzamos el proceso de sanación al reconocer su existencia y cómo nos han afectado.

De nuevo, el perdón juega un papel fundamental en la sanación emocional y espiritual. Esto implica perdonarnos a nosotros mismos por nuestras propias acciones y elecciones pasadas, así como perdonar a aquellos que nos han hecho daño. El perdón no significa justificar el comportamiento dañino, sino liberarnos del peso del resentimiento y la amargura que nos impiden avanzar.

El perdón es una herramienta poderosa en el proceso de sanación emocional y espiritual. Se trata de un acto de liberación tanto para nosotros mismos como para los demás. En primer lugar, implica perdonarnos a nosotros mismos por nuestras propias acciones y elecciones pasadas.

A menudo, somos nuestros críticos más duros, y el autocastigo por errores pasados puede pesar mucho en nuestra conciencia y afectar nuestra autoestima.

Al perdonarnos a nosotros mismos, reconocemos nuestra humanidad, nuestra capacidad de errar y aprender de nuestros errores, lo que nos libera del peso del remordimiento y nos permite avanzar con más compasión y aceptación hacia nosotros mismos.

Además, el perdón implica perdonar a aquellos que nos han hecho daño. Esto no significa justificar su comportamiento dañino o permitir que continúen haciéndonos daño, sino liberarnos del resentimiento y la amargura que llevamos hacia ellos. Al mantener el resentimiento, nos aferramos al pasado y permitimos que el dolor y la ira nos consuman. El acto de perdonar nos libera de esta carga emocional, permitiéndonos dejar ir el dolor y encontrar paz en nuestro interior.

Es importante entender que perdonar no significa olvidar ni minimizar el daño que hemos sufrido. Reconocemos y validamos nuestro dolor, pero elegimos no permitir que ese dolor nos defina ni nos consuma. En lugar de aferrarnos a la injusticia y el resentimiento, elegimos liberarnos de ellos y abrirnos a la posibilidad de sanación y crecimiento.

El perdón nos permite soltar el pasado y abrirnos al presente y al futuro con mayor ligereza y claridad. Nos libera del ciclo destructivo de la venganza y nos permite avanzar con compasión y amor hacia nosotros mismos y hacia los demás.

En última instancia, el perdón nos permite experimentar una sensación de liberación y paz interior que contribuye significativamente a nuestra sanación emocional y espiritual.

Perdonar a los demás puede ser un paso vital en el proceso de sanación.

Perdonar a los demás puede ser especialmente desafiante, pero es un paso vital en el proceso de sanación. Al perdonar, no estamos excusando el comportamiento de la otra persona, sino liberándonos del poder que tienen sobre nuestras vidas. Nos permite soltar el dolor y la ira que hemos estado llevando, y abrirnos a la posibilidad de encontrar paz y sanación.

Perdonar a los demás puede ser uno de los pasos más desafiantes en el proceso de sanación emocional. A menudo, nos aferramos al dolor y la ira que sentimos hacia aquellos que nos han lastimado, y el acto de perdonar puede parecer casi imposible. Sin embargo, es un paso vital en nuestro propio proceso de sanación.

Al perdonar, no estamos justificando ni excusando el comportamiento dañino de la otra persona, sino que estamos tomando la decisión consciente de liberarnos del poder que tienen sobre nuestras vidas.

El perdón nos permite soltar el peso emocional que hemos estado cargando, liberándonos del resentimiento y la amargura que solo sirven para mantenernos atrapados en el pasado. Al perdonar, no estamos condonando el comportamiento negativo de la otra persona, sino liberándonos de la necesidad de venganza o de llevar el peso del odio en nuestro corazón. En lugar de eso, elegimos soltar ese peso y abrirnos a la posibilidad de encontrar paz y sanación en nuestras vidas.

Es importante reconocer que perdonar no significa olvidar ni minimizar el daño que hemos experimentado. No estamos ignorando el dolor que hemos sentido ni justificando el comportamiento dañino de la otra persona. Más bien, estamos tomando la decisión consciente de dejar ir ese dolor para nuestro propio bienestar emocional y espiritual.

Perdonar a los demás también puede ser un acto de compasión hacia nosotros mismos. Nos permite liberarnos del ciclo de dolor y sufrimiento que surge del resentimiento y la ira, y nos abre a la posibilidad de vivir con más paz y armonía en nuestras vidas. Al soltar el pasado y abrirnos al presente, podemos encontrar una sensación renovada de libertad y bienestar interior.

En última instancia, el perdón nos permite sanar y crecer más allá de las experiencias dolorosas que hemos enfrentado. Nos libera para vivir nuestras vidas con más compasión, amor y aceptación, tanto hacia nosotros mismos como hacia los demás. A través del perdón, podemos encontrar un camino hacia la paz interior y la verdadera sanación emocional.

La liberación del resentimiento y la amargura es esencial para nuestro bienestar emocional y espiritual. Estas emociones negativas pueden pesarnos y consumirnos si no las dejamos ir. Al liberarlas, creamos espacio para la paz interior, la alegría y la felicidad en nuestras vidas.

El proceso de sanación emocional y espiritual en el renacimiento personal es profundo y transformador. Nos permite liberarnos del pasado, encontrar paz en el presente y abrirnos a un futuro lleno de posibilidades. A través de este proceso, podemos experimentar una renovación interna que nos lleva a una vida más plena, auténtica y significativa.

Al dejar ir el dolor y el sufrimiento del pasado, podemos abrirnos a una mayor paz, alegría y plenitud en el presente.

Finalmente, el renacimiento personal nos invita a vivir con autenticidad y congruencia con nuestros valores más profundos y auténticos. Nos anima a vivir desde el corazón, a seguir nuestros sueños y pasiones, y a vivir una vida que refleje quiénes somos realmente. Al hacerlo, podemos experimentar un sentido renovado de propósito, significado y realización en nuestras vidas.

Este capítulo simbolizará el proceso final de transformación y sanación, enfatizando el renacer de uno mismo tras haber transitado por los pasos anteriores.

Descubrimiento de tu Nueva Identidad

Explorar cómo el proceso de sanación nos lleva a descubrir quiénes somos realmente, liberándonos de las cadenas del pasado.

El proceso de sanación emocional y espiritual con frecuencia nos lleva a un descubrimiento profundo de nuestra verdadera identidad. A medida que nos comprometemos con nuestro proceso de sanación, comenzamos a liberarnos de las cadenas del pasado: los patrones de pensamiento negativos, las heridas emocionales y las limitaciones autoimpuestas que hemos llevado con nosotros durante tanto tiempo.

Este proceso de liberación nos permite explorar quiénes somos realmente, más allá de nuestras experiencias pasadas y las expectativas de los demás.

Al dejar atrás el dolor y el sufrimiento del pasado, podemos empezar a ver más claramente quiénes somos en nuestro núcleo. Nos damos cuenta de nuestras fortalezas, nuestras pasiones y nuestros valores más profundos. Nos conectamos con nuestra esencia auténtica y redescubrimos la belleza y la plenitud que siempre han estado dentro de nosotros, a pesar de las cicatrices y los desafíos que hemos enfrentado.

Este proceso de descubrimiento de la nueva identidad es transformador. Nos permite liberarnos de las etiquetas autoimpuestas y de las expectativas externas que nos han limitado en el pasado.

Nos permite abrazar nuestra autenticidad y vivir desde un lugar de verdad y congruencia con quienes realmente somos. En lugar de permitir que nuestras experiencias pasadas dicten nuestro presente y nuestro futuro, nos convertimos en los arquitectos de nuestras propias vidas, creando una realidad basada en nuestra verdad más profunda y en nuestras aspiraciones más elevadas.

Descubrir nuestra nueva identidad también implica un proceso de perdón y compasión hacia nosotros mismos.

 A medida que dejamos atrás el pasado y nos abrimos a nuevas posibilidades, reconocemos que somos seres en constante evolución y crecimiento. Aceptamos nuestras imperfecciones y nuestras fallas pasadas como parte del viaje humano, y nos permitimos avanzar con gracia y amor hacia el futuro.

En última instancia, el descubrimiento de la nueva identidad es un proceso de empoderamiento. Nos permite abrazar nuestra singularidad y vivir desde un lugar de autenticidad y valentía. Nos libera para perseguir nuestras pasiones y sueños más profundos, sin miedo al juicio o la crítica externa.

Nos permite vivir una vida que esté alineada con nuestra verdad más profunda y nuestra más auténtica expresión de nosotros mismos.

Abrazando el Cambio: Discutir la importancia de aceptar el cambio como parte esencial del crecimiento y la evolución personal.

Aceptar el cambio como parte esencial del crecimiento y la evolución personal es fundamental para nuestro bienestar y desarrollo. El cambio es una constante en la vida; es inevitable y, en muchos casos, necesario para nuestro progreso y desarrollo. Cuando abrazamos el cambio en lugar de resistirlo, nos abrimos a nuevas oportunidades, experiencias y posibilidades de crecimiento.

El cambio nos desafía a salir de nuestra zona de confort y a enfrentar lo desconocido. Nos obliga a adaptarnos, a aprender y a crecer a medida que enfrentamos nuevas circunstancias y desafíos. Si nos aferramos obstinadamente a lo familiar y lo conocido, corremos el riesgo de quedarnos estancados en nuestras vidas, limitando nuestro potencial y nuestra capacidad de experimentar plenamente todo lo que la vida tiene para ofrecer.

Al aceptar el cambio, también desarrollamos una mayor flexibilidad mental y emocional. Nos volvemos más resistentes y capaces de manejar las adversidades con gracia y resiliencia. En lugar de sentirnos abrumados o paralizados por el cambio, aprendemos a adaptarnos y a encontrar soluciones creativas a los desafíos que enfrentamos. Esta capacidad de adaptación nos ayuda a superar obstáculos y a seguir adelante con confianza y determinación.

Además, abrazar el cambio nos permite liberarnos del miedo y la resistencia que a menudo acompañan a la incertidumbre del cambio.

En lugar de temer lo desconocido, aprendemos a ver el cambio como una oportunidad para crecer y expandirnos como individuos. Adoptamos una mentalidad de crecimiento que nos permite aprender de cada experiencia, incluso de aquellas que pueden ser difíciles o desafiantes.

Por último, al abrazar el cambio, cultivamos una mayor apertura y receptividad hacia el mundo que nos rodea. Nos volvemos más receptivos a nuevas ideas, perspectivas y formas de ser.

Esto nos permite conectar más profundamente con los demás y con el mundo en general, enriqueciendo nuestras relaciones y nuestra experiencia de vida.

Cultivar una Visión Positiva del Futuro

Ofrecer estrategias para mantener una actitud positiva hacia el futuro, visualizando nuevas posibilidades y oportunidades.

Cultivar una visión positiva del futuro es fundamental para nuestro bienestar emocional y nuestro desarrollo personal. Mantener una actitud optimista nos permite enfrentar los desafíos con confianza y esperanza, y nos ayuda a crear el tipo de futuro que deseamos para nosotros mismos.

Una estrategia para mantener una visión positiva del futuro es practicar la visualización. Esto implica imaginar nuestros objetivos y aspiraciones como si ya se hubieran cumplido.

Al visualizar nuestras metas y sueños, podemos conectar con la emoción y la motivación que nos impulsa hacia adelante. Visualizar el futuro que deseamos nos ayuda a mantenernos enfocados y comprometidos con nuestros objetivos, incluso en tiempos difíciles.

Además, es importante enfocarnos en las oportunidades en lugar de en los obstáculos. En lugar de ver el futuro como una serie de desafíos y dificultades, debemos entrenarnos para verlo como un campo fértil de posibilidades y oportunidades. Esto nos permite adoptar una mentalidad de crecimiento y buscar activamente formas de avanzar hacia nuestros objetivos, incluso cuando enfrentamos contratiempos.

Otra estrategia es practicar la gratitud por las cosas positivas que ya tenemos en nuestra vida y por las experiencias que estamos por vivir. La gratitud nos ayuda a mantener una perspectiva positiva y a enfocarnos en lo que realmente importa, en lugar de permitir que las preocupaciones y los miedos nos consuman.

Asimismo, rodearnos de personas que nos apoyen y nos inspiren puede tener un impacto significativo en nuestra visión del futuro. El apoyo social y emocional nos brinda la fortaleza y la confianza necesarias para enfrentar los desafíos con valentía y determinación. Al rodearnos de personas positivas y optimistas, podemos mantenernos motivados y enfocados en nuestros objetivos.

Finalmente, es importante recordar que el futuro es maleable y que tenemos el poder de dar forma a nuestra propia realidad. Si bien pueden surgir desafíos y obstáculos en el camino, siempre tenemos la capacidad de superarlos y seguir adelante. Mantener una actitud positiva hacia el futuro nos ayuda a aprovechar al máximo nuestro potencial y a crear la vida que deseamos vivir.

Paso a la Acción: Motivar al lector a tomar medidas concretas hacia la realización personal y profesional, enfatizando la importancia de los pequeños pasos consistentes hacia el gran cambio.

El paso a la acción es crucial para materializar nuestros objetivos y alcanzar la realización personal y profesional que buscamos. A menudo, nos encontramos atrapados en la planificación y la contemplación, posponiendo la toma de medidas reales por temor al fracaso o a la incertidumbre. Sin embargo, es en la acción donde se encuentra el verdadero progreso y la oportunidad de transformación.

Es fundamental motivar al lector a dar pasos concretos hacia sus metas, destacando la importancia de los pequeños avances consistentes en el camino hacia un cambio significativo. Cada acción, por más pequeña que sea, nos acerca un poco más a nuestro destino deseado y nos brinda la oportunidad de aprender, crecer y adaptarnos en el proceso.

Para motivar al lector a pasar a la acción, es importante resaltar la relevancia de establecer metas claras y alcanzables. Establecer objetivos específicos y medibles nos brinda un sentido de dirección y nos ayuda a trazar un plan de acción efectivo. Además, dividir estos objetivos en pasos más pequeños y manejables nos permite abordarlos de manera más práctica y realista.

Es crucial enfatizar que la consistencia es clave en el camino hacia el cambio. Tomar pequeñas acciones de manera regular y constante nos permite mantener el impulso y superar los obstáculos que puedan surgir en el camino. Al adoptar una mentalidad de progreso gradual, podemos avanzar de manera constante hacia nuestros objetivos, incluso cuando enfrentamos desafíos.

Es importante recordar al lector que el miedo al fracaso es natural, pero que no debe ser un obstáculo para tomar medidas. En lugar de temer al fracaso, debemos verlo como una oportunidad de aprendizaje y crecimiento. Cada desafío y contratiempo nos brinda la oportunidad de mejorar y ajustar nuestro enfoque, llevándonos un paso más cerca de nuestros objetivos.

Además, es esencial alentar al lector a celebrar cada logro, por pequeño que sea. Reconocer y celebrar nuestros éxitos nos motiva a seguir adelante y nos recuerda el progreso que hemos logrado hasta ahora. Esto nos ayuda a mantenernos enfocados y comprometidos con nuestro viaje hacia la realización personal y profesional.

Conclusión

En " VAS A SANAR: 7 Pasos para Sanarte", hemos explorado los pilares fundamentales que nos guían hacia la sanación y el bienestar integral. A través de la práctica del perdón, la fe, la compasión, la resiliencia, el autocuidado, la gratitud y el renacimiento personal, hemos descubierto herramientas poderosas para transformar nuestras vidas y encontrar la paz interior que tanto anhelamos.

Cada uno de estos pasos nos invita a adentrarnos en un viaje de autodescubrimiento y crecimiento personal. Practicar el perdón nos libera del peso del pasado y nos permite avanzar con ligereza hacia el futuro. La fe nos ofrece un faro de esperanza en tiempos de oscuridad, guiándonos hacia una comprensión más profunda de nuestro propósito en la vida. La compasión nos conecta con nuestro lado más humano, recordándonos la importancia de ser gentiles y comprensivos con nosotros mismos y con los demás.

La resiliencia nos enseña a transformar el dolor en fortaleza, permitiéndonos crecer a partir de nuestras experiencias más difíciles. El autocuidado nos recuerda que nuestra salud y bienestar son prioridades que merecen toda nuestra atención y cuidado. La gratitud nos ayuda a encontrar la belleza en cada momento, incluso en medio de los desafíos, y nos abre las puertas a una vida más plena y satisfactoria.

Por último, el renacimiento personal nos invita a dejar atrás el pasado y abrazar un futuro lleno de posibilidades y oportunidades para crecer y prosperar. Al integrar estos siete pasos en nuestra vida diaria, podemos iniciar un proceso de sanación profunda y duradera que nos lleve hacia una existencia más plena y significativa.

Recuerda que el camino hacia la sanación puede ser largo y lleno de obstáculos, pero con determinación y dedicación, cada paso nos acerca un poco más hacia la plenitud y la paz interior que tanto anhelamos. Confía en ti mismo y en tu capacidad para sanar, y recuerda que siempre hay luz al final del túnel. ¡VAS A SANAR!

Lecturas recomendadas

1. "Cómo Eliminar los Frenos Mentales" Pedro Agüero Vallejo: Este libro se ha convertido en una lectura esencial para entender cómo la capacidad de trabajar profundamente, en un estado de alta concentración y sin distracciones, se traduce en un éxito sin precedentes en el mundo actual.

2. "El Camino de la Autocompasión" de Kristin Neff: Ofrece una perspectiva compasiva sobre cómo tratarnos a nosotros mismos con amabilidad y comprensión, lo cual es fundamental para el proceso de sanación.

3. "La Resiliencia: Cómo Superar las Adversidades" de Boris Cyrulnik: Cyrulnik, un experto en resiliencia, explora cómo algunas personas pueden superar traumas y adversidades y cómo podemos desarrollar esta capacidad en nosotros mismos.

4. "El Poder del Perdón" de Robin Casarjian: Este libro examina cómo el perdón puede liberarnos del sufrimiento emocional y abrir el camino hacia la sanación y la paz interior.

5. "El Arte de la Gratitud" de Dani DiPirro: DiPirro ofrece reflexiones y ejercicios prácticos para cultivar la gratitud en nuestra vida diaria, lo

cual es fundamental para la sanación y el bienestar.

6. "El Camino es la Meta" Pedro Agüero Vallejo: Explorando la ciencia detrás de la formación de hábitos, explica cómo podemos transformar nuestras vidas y mejorar nuestra productividad al entender y modificar nuestros hábitos.

7. "El Poder del Renacimiento Personal" de Richard Barrett: Barrett explora cómo podemos reinventarnos a nosotros mismos y crear una vida más significativa y satisfactoria después de enfrentar adversidades y desafíos.

Estas lecturas complementarias ofrecen perspectivas adicionales y herramientas prácticas que pueden enriquecer la experiencia de sanación y crecimiento personal que se presenta en "VAS A SANAR: 7 Pasos para Sanarte".

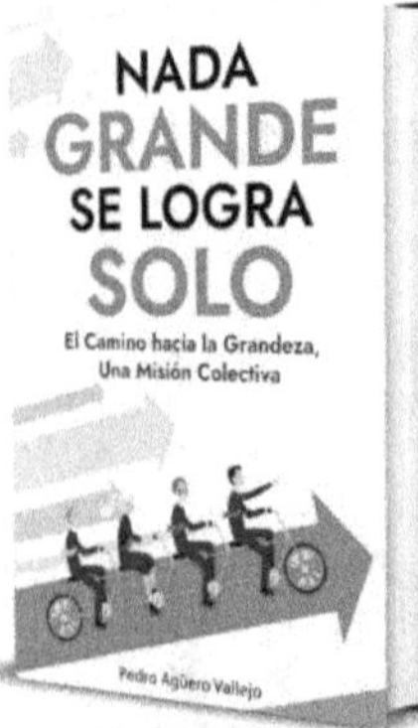
NADA
GRANDE
SE LOGRA
SOLO
El Camino hacia la Grandeza,
Una Misión Colectiva
Pedro Agüero Vallejo

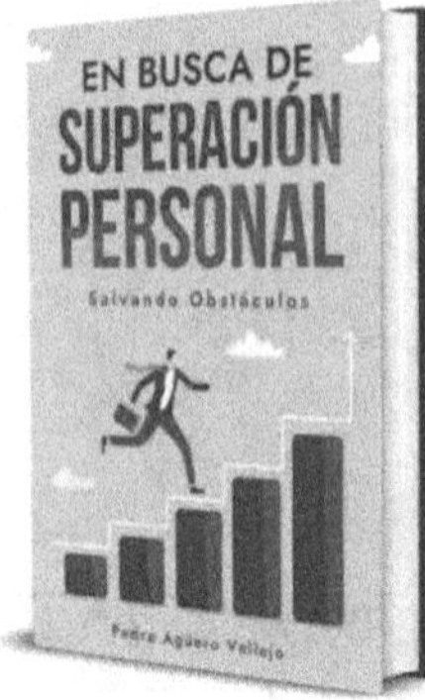
EN BUSCA DE
SUPERACIÓN
PERSONAL
Salvando Obstáculos
Pedro Agüero Vallejo

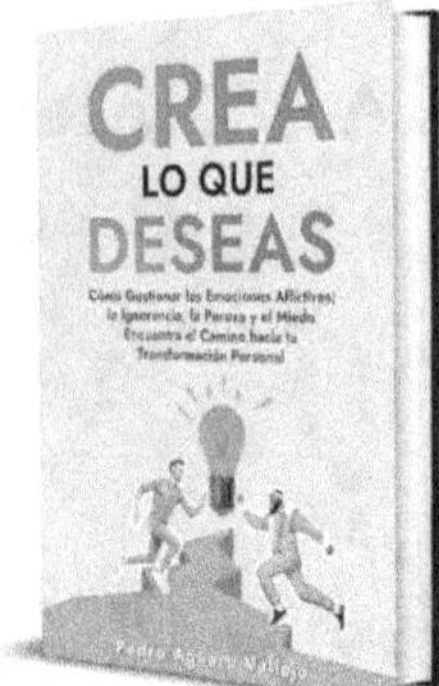
CREA
LO QUE
DESEAS
Cómo Gestionar las Emociones Aflictivas:
la Ignorancia, la Pereza y el Miedo
Encuentra el Camino hacia tu
Transformación Personal
Pedro Agüero Vallejo

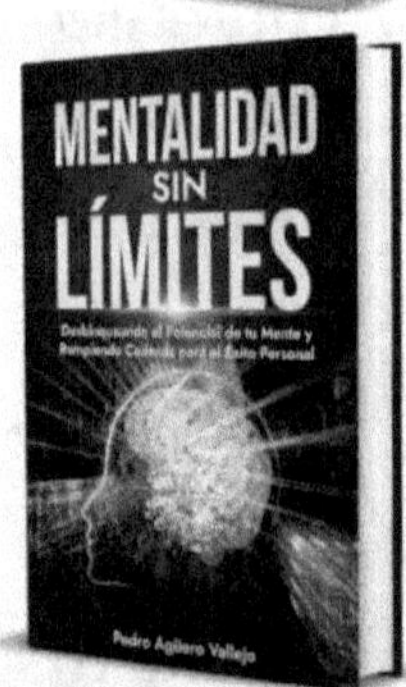
MENTALIDAD
SIN
LÍMITES
Desbloqueando el Potencial de tu Mente y
Rompiendo Cadenas para el Éxito Personal
Pedro Agüero Vallejo

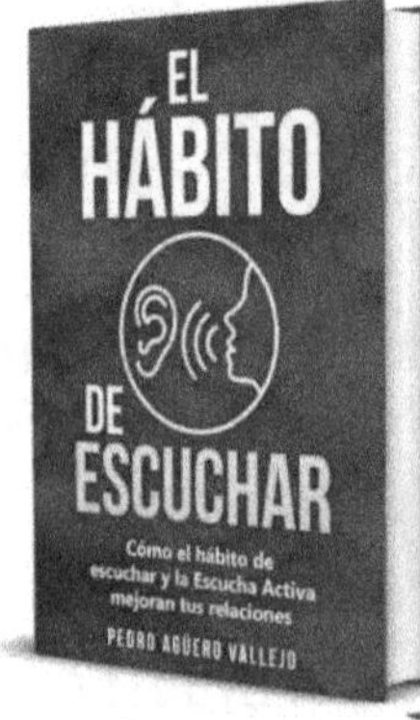
EL
HÁBITO
DE
ESCUCHAR
Cómo el hábito de
escuchar y la Escucha Activa
mejoran tus relaciones
PEDRO AGÜERO VALLEJO

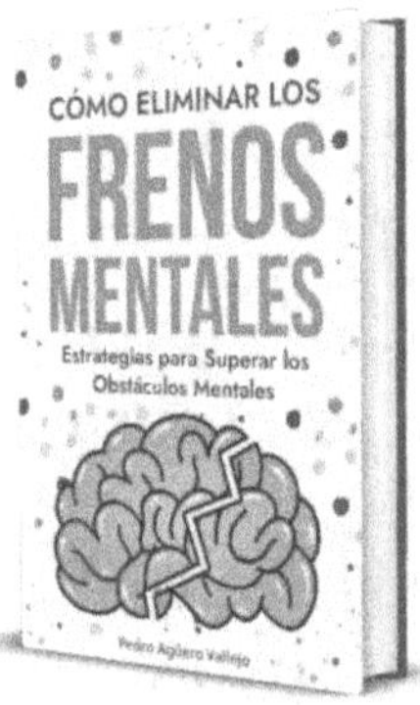
CÓMO ELIMINAR LOS
FRENOS
MENTALES
Estrategias para Superar los
Obstáculos Mentales
Pedro Agüero Vallejo

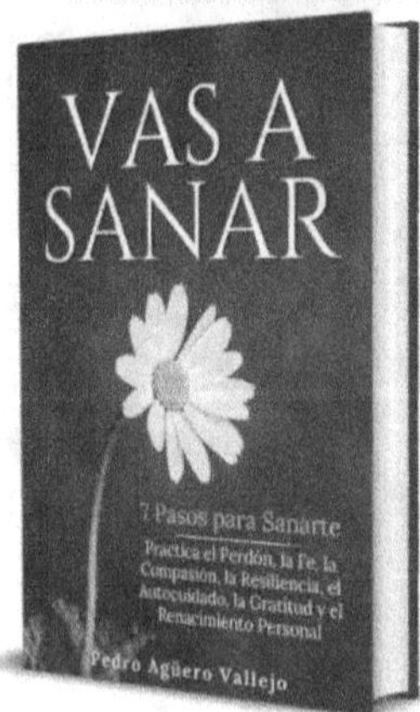
VAS A
SANAR
7 Pasos para Sanarte
Practica el Perdón, la Fe, la
Compasión, la Resiliencia, el
Autocuidado, la Gratitud y el
Renacimiento Personal
Pedro Agüero Vallejo

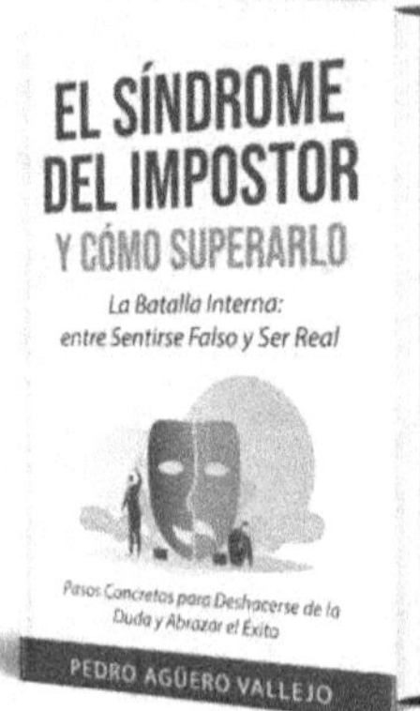
EL SÍNDROME
DEL IMPOSTOR
Y CÓMO SUPERARLO
La Batalla Interna:
entre Sentirse Falso y Ser Real
Pasos Concretos para Deshacerse de la
Duda y Abrazar el Éxito
PEDRO AGÜERO VALLEJO

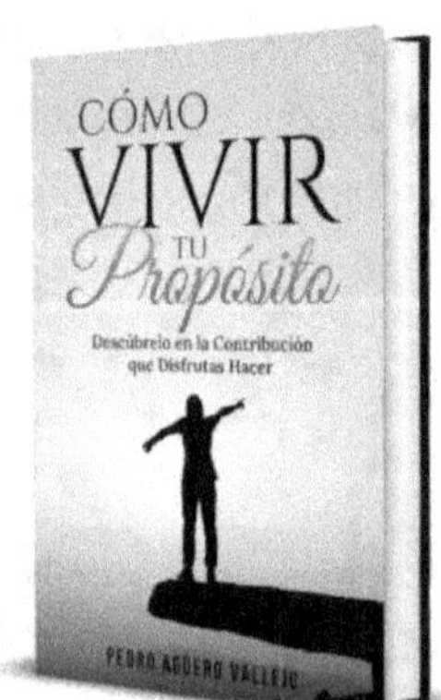
CÓMO
VIVIR
TU
Propósito
Descúbrelo en la Contribución
que Disfrutas Hacer
PEDRO AGÜERO VALLEJO

OTRAS OBRAS DEL AUTOR

- Hábitos que resaltan tu personalidad

- 13 Hábitos de la gente altamente eficiente

- En busca de la Superación Personal

- Cómo y porqué aprender a sublimar tazas y thermos

- Como Crear un huerto para cultivos en casa

- El camino es la meta

- 13 Habits of highly efficient people

- Habits that highlight your personality

- Turismo de salud y bienestar

- Economías naranja

- Cuándo buscar consejería matrimonial

- La Inteligencia artificial al servicio de la humanidad

- Terapia de pareja cognitivo-conductual (TCC)

- Construye tu imagen de marca como autor

- Paz interior mediante meditación

- El Poder de los Hábitos Cotidianos

- Pasos para que sucedan cosas buenas

- Los Secretos de los millonarios

- Caminando con Cristo

- Plantar, Regar y Esperar en Dios

- Evangelismo- Un Viaje Espiritual

- Cómo ser autodidacta

- Ser positivo: Cómo ser más productivo y exitoso

- Cómo ser optimista

- Caminar es salud

- Cómo eliminar los frenos mentales

Gracias, para ayudarte en tus proyectos digitales, contáctanos: https://pedroaguerovallejo.com/

https://wa.link/e4caie

https://www.instagram.com/scritor1